Carlos Beccar Varela

El arte de amamantar a su hijo

Decimotercera Edición

ISBN-13: 978-0615822228

ISBN-10: 0615822223

AGRADECIMIENTOS

Las mujeres que me consultan sobre este tema son las principales inspiradoras de este libro. Ellas son un estímulo constante para perfeccionar mis conocimientos sobre esta maravilla de la Creación y me han enseñado más que le lectura de muchos libros y publicaciones.

Mi mujer, Catalina, quien comparte mis ideales, me estimuló para que ésta y las anteriores ediciones fueran posibles, me ayudó a corregir el texto y realizó los dibujos que las ilustran.

Los Doctores Alejandro O'Donnell y Alfredo Miguel Larguia me brindaron su entusiasmo, su valioso tiempo y un inestimable apoyo bibliográfico.

La Licenciada Marta Maglio de Martín ha contribuido con preciosas ideas a ampliar mis conocimientos sobre este tema, especialmente en lo que atañe a los aspectos psicológicos del amamantamiento y de la relación médico-paciente.

El Doctor Nestor A. Serantes me ayudó con precisos conceptos en el tema de alimentación durante el embarazo.

El Doctor Eduardo Zubizarreta me facilitó información y bibliografía sobre amamantamiento y fertilidad.

La Sra. Brígida Morgenroth me ayudó a comprender la necesidad de apoyar a las madres que no amamantan a sus hijos.

A Gabriela, Nicolás, y Lucila, quienes colaboraron gentilmente para las fotografías 1 a 8.

A la Doctora Regina Valverde, jefa de Neonatología del Hospital Materno Infantil de San Isidro, a la enfermera Susana ya la mamá Flavia y a su beba Yazmin por las fotografías 13 a 16.

PRÓLOGO

El hombre ha deseado siempre unir lo que piensa con lo que hace. Lo reclama en los otros y lucha por lograrlo en sí mismo. Pero no siempre alcanza ese objetivo.

¿Puede postularse tal unidad para el plano científico? Parecería una idea extravagante. Sin embargo, esto es lo que ocurre en este libro. *El arte de amamantar a su hijo* está ligado al pensamiento y a la vida creativa del autor, Carlos Beccar Varela. ¿Cómo fue esto posible?

Primero, la teoría. El hecho enriquecedor y más original está en que el autor no se remite solamente al aspecto biológico de la relación madre-hijo, sino que incluye, dese el ángulo de lo psicoemocional, la importancia del amamantamiento en el desarrollo vital de la personalidad de ambos, en un perfecto encaje. Importa resaltar con qué "alegría de vida" el autor descubre, a través de la lactancia, que el vínculo madre-hijo trasciende lo meramente biológico para conectarse con la esfera íntima del ser humano. Su pensamiento es único en castellano, motivo más que suficiente para realzar el valor de la obra, no sólo para las madres que encontrarán respuestas que quizá nunca recibieron, sino para todos aquellos profesionales de diversas especialidades que se preocupan por el amamantamiento.

En *El arte de amamantar a su hijo* no queda ningún aspecto por tratar, ninguna cuestión sin resolver. Añádanse la claridad en la exposición, la agilidad y el humor en el estilo, más la profundidad de las reflexiones, que hacen que el lector sienta la realidad impactante del amamantamiento. Y hasta hay sorpresas. Tratándose de un pediatra actualizado, rescata principios y costumbres dignos de nuestras abuelas, que más de un esnob juzgaría totalmente perimidos.

Segundo, la vida. El autor es padre de diez hijos. En su mujer, colaboradora fiel, tuvo una aliada, quien, con su ejemplo de vida, lo ayudó a perfeccionar su teoría.

Como profesional no ha sido otro el camino seguido. Su coherencia puede haber sorprendido, admirado o disgustado a algunos padres con ideas distintas o no dispuestos al esfuerzo de reencontrar lo natural. Tampoco hay que ignorar el coraje con que lleva la defensa del vínculo individual y familiar con el bebé. Caracteriza al autor un profundo respeto por la mujer-madre, a la vez que es notoria su apertura mental para nuevas experiencias y opiniones.

Seguramente, quien se interese en la sencillez honda de su mensaje, tendrá un espejo donde mirarse como madre o padre, como profesional y, sobre todo, como persona.

Como Fundadora y ex Coordinadora de Líderes en el Área Argentina de la Liga de La Leche Internacional y Presidenta de la Fundación para la Lactancia Materna es para mí un honor poder hacer estos comentarios. A diario recibo, a través de las familias que veo, el beneficioso aporte que les significó este libro. Esto es también extensivo a todos los profesionales que estamos inmersos en el estudio y apoyo de la lactancia materna.

Por último, es importante señalar que este libro es una luz de esperanza para las madres que tuvieron amamantamientos dificultosos o muy breves y están esperando un nuevo hijo.

Lic. Marta Maglio de Martin

Fundador y ex Coordinadora de Líderes en el Área Argentina de la Liga de la Leche Internacional

Presidenta de la Fundación para la Lactancia Materna

CONTENIDOS

Capítulo 1

Ventajas del amamantamiento

Capítulo 2

¿Por qué la leche materna es superior a cualquier otra?

Capítulo 5

EN CASA

INTRODUCCIÓN

Este libro ha sido escrito para usted, señora, que espera un hijo o acaba de tenerlo.

Usted desea lo mejor para él y por eso le dará un hogar, abrigo, cuidados y alimento con mucho amor. Sabe que su leche es un buen alimento para su hijo porque lo ha oído decir a muchas personas y lo ha leído tantas veces.

Pero quizá no se siente segura de poder amamantarlo con éxito, porque teme quedarse sin leche o que la misma no sea suficientemente nutritiva. Estos son errores de concepto que, como muchos otros, circulan diariamente entre parientas, amigas, y vecinas. Este libro pretende corregirlos.

También usted estará preocupada sobre cómo amamantar al hijo. Aquí encontrará muchos detalles de cómo amamantar, así como ayuda para prevenir o solucionar dificultades. La lectura de este libro le permitirá, en casos extremos, comenzar y proseguir la lactancia al pecho aun sin asesoramiento de ninguna persona. Esto ha sido testimoniado por muchas mujeres que me hicieron llegar su agradecimiento mencionando ese hecho. Sin embargo, no le aconsejo que se apoye solamente en este libro. Usted necesitará instrucción, apoyo y guía dados personalmente por quienes tienen experiencia en este asunto, sean madres exitosas con el amamantamiento de sus propios hijos o profesionales conocedores de este tema.

Esta nueva edición ha sido totalmente corregida y ampliada con novedosos conocimientos sobre el tema. He tratado de mantener un lenguaje que fuera accesible a cualquier nivel educativo. Espero haberlo logrado. Las maestras, enfermeras, asistentes sociales, nutricionistas y psicólogos, así como los obstetras y pediatras, podrán encontrar aquí material para su labor profesional.

Los capítulos están numerados del 1 al 5. En el texto estos números llevan a continuación otro número, separado por punto o guión. Punto significa subtema, y guión significa figura, dentro de cada capítulo. Conviene que recuerde esto, porque cuando cito en forma cruzada subtemas o figuras, utilizo la numeración como le mencioné.

CAPÍTULO 1
VENTAJAS DEL
AMAMANTAMIENTO

El amamantamiento no tiene desventajas. Sólo tiene ventajas. Señora: quizás usted tema que sus pechos queden caídos después de criar a sus hijo, o que se va a esclavizar, o que su leche es mala o escasa y su hijo va a "quedarse" en su desarrollo, o que va a perder el amor de sus esposo, o que va a debilitarse, o que va a engordar. **Todo lo contrario**. El amamantamiento tiene ventajas para mucha gente. Paso a describirlas.

1.1. Ventajas para la madre

Las madres que amamantan conservan mejor la forma de sus pechos (deben usar corpiños adecuados, que sostengan bien de abajo). Ninguna mujer se debilita por amamantar a su hijo, salvo que se alimente mal. Cuando usted da el pecho a su hijo, debe requerir consejo médico sobre la mejor dieta para mantenerse sana (5.6). Amamantar la eximirá de hacer régimen para adelgazar los tres a cinco kilos de grasa acumulada en su cuerpo durante el embarazo. Esta grasa se pierde naturalmente en unos meses si da el pecho a su hijo con exclusión de todo otro alimento hasta el sexto mes de vida.

La madre que lacta tiene ahorrado todo el trabajo de esterilizar y preparar biberones, lo cual lleva tiempo y requiere instalaciones adecuadas. Ella tiene todas las "instalaciones" de esterilización, preparación y entibiamiento. Nada hay más económico y limpio desde cualquier punto de vista que se lo mire.

El amamantamiento facilita de manera óptima la formación de un vínculo sólido madre-hijo.

La madre que da el pecho a su hijo tiene una relación profunda con él, creando una comunidad particularísima de afecto y mutua dependencia. La mujer tiene sensación de grandes logros y verdaderamente completa su femineidad amamantando. Esto no es una mera frase, pues de hecho la lactancia al seno moviliza hormonas que favorecen las conductas maternales. La madre se apega fácilmente a su hijo cuando lo amamanta, debido a que continuamente se ve realimentada por conductas de su bebé, como veremos en 1.2.

Según los psicólogos, la sexualidad de la mujer se expresa marcadamente por cinco hechos: los ciclos menstruales – las relaciones sexuales – el embarazo – el parto – el amamantamiento. Estos hechos tienen una gran influencia en la vida de la mujer y en su ser femenino. Dar el pecho es, en cierta manera, la culminación de un ciclo biológico que comienza con la concepción del hijo.

El amamantamiento contribuye al espaciamiento de los niños. Las mujeres que amamantan tienen un retorno más tardío de las menstruaciones y ovulación que las que no amamantan. También los embarazos tienen una distancia mayor en las mujeres que amamantan, y eso se nota más claramente cuando se amamanta con frecuencia y por mucho tiempo (5.19).

Las mujeres tienen reducido el riesgo de padecer cáncer mamario antes de la menopausia, cuanto más jóvenes tengan los partos y más meses de amamantamiento lleven acumulados a lo largo de su vida.

La madre que amamanta a su hijo tiene clara conciencia de que está cumpliendo una misión importante de la mejor manera. Si la mujer tiene órganos mamarios desarrollados, puede suponerse, sin riesgo de error, que es algo previsto por la naturaleza para dar la alimentación de mejor calidad a su cría.

1.2. Ventajas para el bebé

El vínculo que se establece por el amamantamiento da al bebé una relación con el objeto mundo, objeto exterior, distinta. Los bebés amamantados son más vivaces, duermen menos y, por tanto, perciben el mundo más tiempo, se ríen antes, miran fijamente y reconocen las caras antes. En estudios recientes se observó que entre el sexto y décimo día de vida los amamantados reconocen y tiene preferencia por el olor de la leche de sus respectivas madres; en otro estudio se comprobó que a las dos semanas de vida los bebés amamantados reconocen la foto de sus madres y la siguen con la vista, lo que no ocurre con los no amamantados. Estos datos señalan que lo que desde el principio hay una relación con ese objeto externo que todavía el bebé no diferencia totalmente, que es el pecho-mamá que le da amor, contacto. Y hablando de contacto hay estudios importantes sobre el impacto de la experiencia táctil cuando los bebés la perciben a través de la piel de su mamá. Una madre que da el pecho a su hijo lo tiene piel a piel con muchísima frecuencia y con gran facilidad.

Cuando se da el biberón, el contacto piel a piel tiene que ser deliberado y suele caer fácilmente en desuso. La experiencia táctil del amamantado se completa a través de su boca con el pecho de su madre. Este contacto bucal no lo tiene cuando toma biberón y creo que esto tiene una gran significación. Los odontólogos sostienen que los niños amamantados tienen mejor desarrollo mandibular que los no amamantados.

El desarrollo de los amamantados es más precoz. Se ha observado que caminan hasta dos meses antes que los no amamantados. Podría decirse que no tienen miedo a largarse porque están afectivamente mejor "parados", se comunican mejor y no tienen miedo.

Las fantasías tenebrosas que aparecen luego del sexto mes de vida son menos intensas en los niños amamantados. Spitz comprobó que la angustia de separación del octavo mes de vida no se da o es expresada con un tono o tenor afectivo menor en los amamantados en relación con los no amamantados.

Los procesos alérgicos son menos frecuentes en los niños amamantados y si tienen una carga familiar intensa de alergia, suelen tener sus primeras manifestaciones alérgicas más tardíamente si reciben el pecho. La aparición de eczema en un niño amamantado con padres alérgicos no contraindica la continuación de la lactancia; más bien, debe ajustarse la dieta de la madre.

En mis años de práctica hospitalaria en salas de internación de lactantes, he visto infinidad de niños internados por diarreas graves con deshidratación o por procesos respiratorios serios. La internación de lactantes amamantados fue prácticamente nula. Cuando se cotejó la frecuencia de internaciones con la frecuencia de amamantamiento en comunidades, se encontró que las internaciones por procesos respiratorios o intestinales eran menores de lo que se esperaría por el número de chicos amamantados. No es difícil deducir de esto que el amamantamiento realmente aumenta las defensas contras las infecciones severas.

Como explicaré más detalladamente en el capítulo 2, la leche materna contiene la mezcla correcta de grasas, azúcares, proteínas y minerales, en un equilibrio perfecto, adecuado para el crecimiento del bebé humano.

Los niños que reciben alimentación natural tienen un desarrollo corporal que cae dentro de los límites medios de la normalidad y, por lo tanto, tienen menor riesgo de desnutrición (que suele verse en ambientes pobres) y de obesidad (que suele verse en ambientes acomodados).

Los niños que se amamantan no tienen constipación y son también los que menos frecuentemente padecen dermatitis del pañal (cola escaldada).

En los Estados Unidos y en Europa Occidental, la muerte súbita de causa desconocida es la principal responsable de muerte posneonatal (después de los treinta días de vida). Un estudio reciente mostró que el riesgo relativo de muerte súbita para los predominantemente amamantados, comparados con los no amamantados desde el nacimiento, es de tres a cinco veces menor.

Se han descubierto impactantes efectos del no amamantamiento en la salud a largo plazo. Uno de los más interesantes desarrollos es la asociación consistente entre la lactancia artificial y los desórdenes del sistema inmunológico. En la primera infancia, la lactancia artificial puede causar hipertrofia linfoidea y algunos fenómenos inmunológicos asociados con enfermedades autoinmunes como el lupus eritematoso diseminado. La lactancia artificial acelera el desarrollo de la enfermedad celíaca, y es un factor de riesgo de enfermedad de Crohn y de colitis ulcerativa en el adulto. La lactancia artificial es un factor de riesgo que puede dar cuenta del 2 al 26% de los casos de diabetes insulinodependiente. El riesgo relativo de padecer linfomas es seis veces mayor en los que no fueron amamantados o lo fueron menos de seis meses.

Los niños amamantados tienen menos problemas dentales y de ortodoncia, mejor desarrollo psicomotor, emocional y social. A. Lucas, R. Morley y colaboradores siguieron durante ocho años el desarrollo de trescientos niños prematuros, parte de los cuales habían sido alimentados con leche materna y otra parte con leches preparadas. Entre los siete años y medio y los ocho se les determinó el coeficiente intelectual y se comprobó que los que habían recibido leche materna tenían 8,3 puntos más en la escala que los que fueron alimentados artificialmente. Estos resultados pueden explicarse por las conclusiones de un estudio de J. Farquharson, F. Cockbhurn y colaboradores, quienes demostraron que sólo la leche materna provee el ácido graso esencial (docohexaenoico) necesario para el crecimiento normal del cerebro, en forma tal que sea realmente utilizado por el sistema nervioso central.

En cuanto al crecimiento de los niños amamantados comparados con los alimentados con fórmula, M. J. Heinig y colaboradores presentaron en 1993 un interesantísimo estudio sobre el ingreso de energía y proteína de lactantes amamantados y de los alimentados con fórmula durante el primer año de vida, y su asociación con la velocidad de crecimiento. Ellos encontraron que no se notaron diferencias en los primeros tres meses de vida en la ganancia de peso, altura, masa corporal magra o masa grasa. Entre los tres y los nueve meses, la ganancia total de peso en los amamantados fue menor que en los alimentados a fórmula, pero el porcentaje de ganancia de peso atribuible a masa corporal magra tendió a ser mayor entre los amamantados. Eso significa que los bebés amamantados son naturalmente más delgados y los alimentados a fórmula son artificialmente más gordos. Me atrevo a afirmar esto porque en el estudio que estoy comentando se encontró que no hubo diferencia en el crecimiento en talla y del perímetro cefálico entre los dos grupos, y porque a todos los niños estudiados se les permitió alimentarse a libre demanda, antes y después de comenzar con el agregado de papillas. Resultó que los amamantados regulaban el apetito de manera diferente e ingerían espontáneamente menos calorías diarias que los alimentados con fórmula. Este estudio, pues, sugiere la conveniencia de elaborar por separado curvas de crecimiento en peso para los amamantados y para los alimentados artificialmente.

1.3. Ventajas para los hermanos
Cuando la madre amamanta, los otros hijos reciben sin palabras una sencilla lección de vida natural y responsabilidad. Si sus hijos la ven amamantando, no les

ha de llamar la atención ver a una mujer haciendo lo mismo cuando sean mayores. Si da el pecho al bebé, tiene una mano más libre que cuando da biberón, para acariciar a sus otros hijos.

1.4. Ventajas para el padre

Para el padre tiene al menos las siguientes ventajas: 1. Ve a su mujer más femenina. 2. Percibe que al amamantamiento protege mejor la salud de su hijo. 3. El amamantamiento es menos oneroso para el presupuesto familiar. En un estudio reciente se ha calculado que por cada peso que gasta la madre en lo que come para cubrir las necesidades de la lactancia, se gastan dos pesos en leche de vaca y cuatro pesos en leches en polvo modificadas para bebés. Si se agregan los gastos de atención médica, estudios, medicamentos y horas no trabajadas por enfermedad del hijo alimentado artificialmente el costo cuando no se amamanta sería aún mayor.

1.5. Ventajas para la familia como un todo

He observado que las familias como grupo son más sanas cuando los hijos son amamantados. He podido detectar esto por algunos indicadores importantes de salud mental, tales como mayor interés por todos y cada uno de los miembros de la familia, mayor contacto físico entre ellos, mayor expresividad y comunicabilidad, mayor apertura hacia los de afuera, una actitud sana hacia la sexualidad, mayor respeto por el otro y sus necesidades, etcétera.

1.6. Ventajas para el pediatra

Usted no puede imaginarse la tranquilidad espiritual que significa para el pediatra controlar periódicamente un bebe que se enferma poco y generalmente en forma leve, que no tiene constipación, que no se pone obeso ni se desnutre con diarrea, que tiene una relación vincular sólida con su madre, y que pertenece a una familia básicamente sana, como expliqué en 1.5.

1.7. Ventajas para la sociedad

A nivel de salud pública, la frecuencia y la duración de la lactancia al pecho son uno de los más importantes indicadores de la salud de una población. Donde se amamanta intensamente hay menos mortalidad infantil, menos diarreas y menos internaciones. Hasta tiene influencia en el espaciamiento de nacimientos, sobre todo, cuando el amamantamiento es muy frecuente (más de seis mamadas diarias), como ocurre en muchos países y comunidades del mundo. Por último, el ahorro de divisas que significa es enorme, porque no hay que gastar dinero en alimentos sustitutivos de la leche materna y tampoco en mantener onerosos sistemas de atención de niños con diarreas, neumonías y desnutrición.

CAPÍTULO 2
¿POR QUÉ LA LECHE MATERNA ES SUPERIOR A CUALQUIER OTRA?

Porque se adapta como ninguna otra a la cría humana.

En las últimas décadas, la costumbre y la propaganda han mejorado la imagen de la leche de vaca para la alimentación infantil, pero nadie debe olvidar que la leche de vaca fue creada para los terneros. Si comparamos la leche de mujer con la leche de vaca, ello le permitirá comprender por qué la leche de mujer es superior para el bebé humano.

2.1. Proteínas

Están presentes en cantidad tres veces mayor en la leche de vaca que en la de mujer. Esto dificulta mucho la formación del coágulo de la leche en el estómago, demora la digestión y agrega un exceso de urea que debe ser eliminado por los riñones. Por otra parte, el bebé no necesita tantas proteínas. Tiene suficiente con los 0,9 gramos cada 100 mililitros que le aporta la leche de madre. Además, la proteína de la leche materna es de la más alta calidad biológica para el bebé. La leche materna contiene el aminoácido taurina, fundamental para el desarrollo cerebral de los bebés.

2.2. Grasas

Las grasas de ambas leches son diferentes en cantidad y en calidad. La leche de madre suele tener más grasa que la de vaca y en su composición hay más ácidos grasos insaturados, esenciales para la piel del bebé y el crecimiento del sistema nervioso. En particular, el ácido graso omega 3, llamado docohexaenoico, es esencial para el desarrollo de la retina, de las membranas neuronales y de las vainas de mielina, con efectos en una mejor agudeza visual y en la prevención de la esclerosis múltiple del adulto. La leche de mujer tiene más colesterol, y las últimas investigaciones sugieren que ello provoca en el lactante un mecanismo regulador del colesterol sanguíneo, con gran beneficio para sus años posteriores.

2.3. Azúcares

El azúcar de la leche es la lactosa. La leche de mujer tiene 7 gramos de lactosa por 100 mililitros; en cambio, la leche de vaga tiene sólo 4 gramos de lactosa por 100 mililitros. Es por eso que la leche de mujer es dulce y no necesita ser azucarada como ocurre con la leche de vaca. Pero, además, la leche de mujer contiene otros azúcares que fomentan el desarrollo del llamado *bifidobacterium*, germen éste que constituye el 99% de la flora intestinal normal del lactante que toma pecho. Ese germen tiene la capacidad de impedir que se instalen en el intestino los gérmenes patógenos y de acidificar el contenido intestinal para que se absorba mejor el calcio. Las deposiciones ácidas, gracias al *bifidobacterium*, disminuyen el riesgo de irritación de la piel alrededor del ano.

2.4. Minerales

Los minerales de ambas leches están presentes en diferente proporción. La leche de madre tiene mucha menos sal que la de vaca. Ello permite que los riñones del bebé no se vean forzados a eliminar exceso de sal y evita también el riesgo de su retención, siempre presente en los niños que toman leche de vaca.

El calcio y el fósforo de la leche de mujer están presentes en cantidades y proporciones adecuadas al crecimiento óseo humano. No ocurre lo mismo con la leche de vaca, en la que hay un exceso de fósforo que puede acarrear serios inconvenientes en el recién nacido e irritabilidad en el lactante un poco mayor.

Hay aproximadamente de medio a un miligramo de hierro por litro de leche tanto de mujer como de vaca. Pero existe una gran diferencia. Los niños que toman pecho absorben más y utilizan mejor el hierro que los que toman leche de vaca. Tal es así que se ha llegado a la conclusión de que los niños de término que toman exclusivamente pecho los primeros seis meses no necesitan complemento de hierro en la dieta; en cambio, los que toman leche de vaca sí lo necesitan.

2.5. Vitaminas

La leche de mujer tiene todas las vitaminas que el niño necesita y en cantidades adecuadas. No ocurre lo mismo con la leche de vaca, que es deficiente en vitaminas C y D. Sin embargo, lo dicho no exime al bebé de tomar sol todos los días, 15 minutos diarios antes de las 11 AM o después de las 4 PM. Según mi experiencia, un bebé sano de un mes puede ir acostumbrándose poco a poco a los rayos solares del comienzo de la mañana o de la tardecita.

2.6. Células y anticuerpos

La leche de mujer es un líquido vivo que tiene células (linfocitos, macrófagos y neutrófilos) capaces de producir anticuerpos o de destruir directamente los gérmenes patógenos (tanto bacterias como virus) en el intestino. La leche de vaca también tiene anticuerpos, pero éstos no son totalmente adecuados a las necesidades del niño y, además, son destruidos por la inevitable esterilización a que debe ser sometida la leche.

La industria ha tratado de modificar la leche de vaca para obtener un alimento que se parezca lo más posible a la leche de mujer. Aunque se han logrado algunos adelantos, creo que nunca se conseguirá producir una leche que sea exactamente igual a la leche de madre.

CAPÍTULO 3
MIENTRAS ESPERA A SU HIJO

Su aprendizaje para el amamantamiento tiene que comenzar entre el sexto y el séptimo mes del embarazo. Quizás usted lea este libro antes y por ello este mejor dispuesta para amamantar a su hüo. Sin embargo, todo lo que lea acá puede y debe ser enseñado a usted por el pediatra, a través de una relación médico-paciente insustituible. Por cierto, si usted desea amamantar a su hijo, buscará un pediatra que apoye y promueva racionalmente la lactancia materna. Afortunadamente, cada
vez hay más pediatras así.

Pero vayamos al terreno del conocimiento porque éste, cuando es claro y completo, apoya y refuerza la confianza que usted tendrá en sí misma.

3.1. Anatomía de la mama

En primer lugar, usted debe conocer la anatomía de su órgano mamario en lo que se refiere a la parte glandular. Como se explica en la figura 5-1, la mama está compuesta de alvéolos productores de leche, que son una infinidad, y conductos de salida de la leche.

Es importante que recuerde que los alvéolos están atrás sobre el tórax y que los conductos están en la mitad anterior de sus senos. Este conocimiento la ayudará a comprender explicaciones ulteriores. También la ayudará saber que alrededor de cada alvéolo hay una célula llamada mioepitelial, capaz de contraerse comprimiendo el alvéolo de tal manera que lo obliga a expulsar la leche hacia los conductos.

Figura No 3-1: *Estructura de la glándula mamaria*

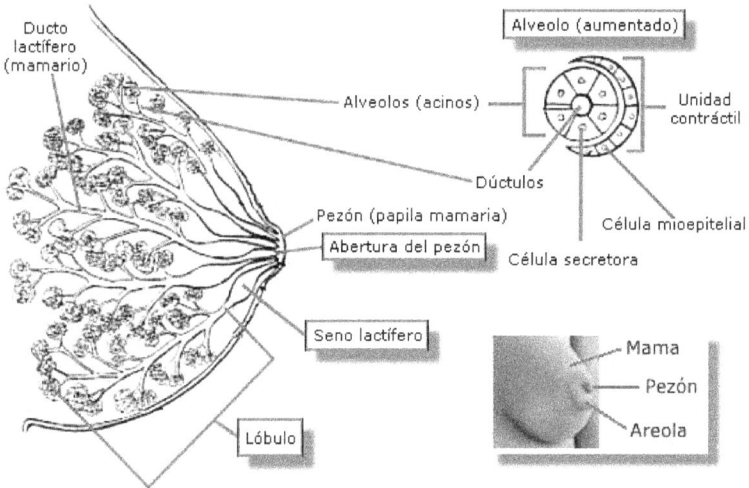

No crea que va a tener que aprender muchas cosas más, ni muy complicadas. Así que le conviene recordar:

- Alvéolos son los productores de leche, y están atrás
- Células mioepiteliales son las que comprimen los alvéolos para que la leche sea expulsada hacia los conductos.
- Conductos son los canales de la leche que va hacia el pezón, y están adelante.

3.2. Desarrollo de las mamas

Las mamas tienen su primer desarrollo en la pubertad y adolescencia. Durante el embarazo comienzan a agrandarse más y eso se hace más notorio en los últimos cinco meses. ¿Qué sucedió? Que debido a ciertas hormonas, sus mamas empiezan a desarrollarse aumentando el número de alvéolos productores de leche (se van abriendo como una coliflor). Después del quinto o sexto mes del embarazo, los alvéolos empiezan a producir una leche especial, llamada calostro, que comienza a llenar los conductos, de tal manera que si hace maniobras de extracción adecuadas, puede verlo salir por sus pezones (3.3).

3.3. Extracción de la leche

El aprendizaje de las maniobras de extracción de la leche va a permitirle solucionar muchos problemas o problemitas y va a darle una gran seguridad, porque usted verá que puede manejar sus pechos ya desde antes del parto.

Básicamente, la extracción manual de la leche consiste en lo siguiente:

1. Masajee todo el pecho, de atrás hacia adelante, a mano llena, dos o tres veces (fig. 3-2). Esto tiene por objeto llevar la leche (o calostro) que está en los conductos hacia la parte de delante de la mama. Esta maniobra tiene que realizarse con firmeza, pero sin estirar la piel. Hasta este momento no tiene por qué salir leche, porque el único objeto de esta maniobra, como le expliqué,

es llenar de leche los conductos próximos a la aréola.

2. Sostenga el pecho con la mano izquierda dejando bien libre la zona de la aréola (fig. 3-3).

Figura N° 3-2

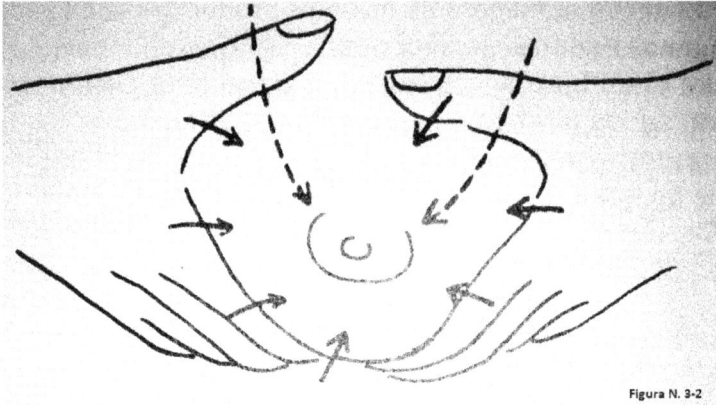

Figura N. 3-2

Figura N° 3-3

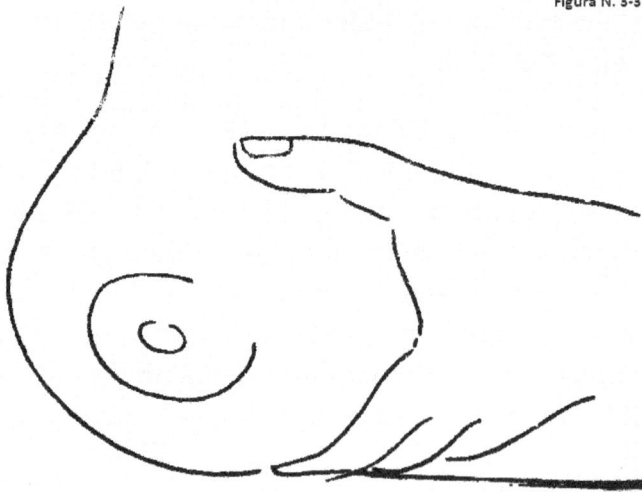

Figura N. 3-3

3. Coloque el dedo pulgar de la mano derecha sobre el borde superior de la aréola y el dedo índice extendido por debajo del borde inferior (fig. 3-4). Es importante que los dedos estén bien extendidos durante toda la maniobra, para así poder comprimir más conductos.
4. Ahora comprima con ambos dedos hacia atrás, haciendo al mismo tiempo un movimiento de pinza, cerrando los dedos (fig. 3-5).

De esta forma usted está experimentando los conductos de las partes superior e inferior de la mama. Si la maniobra está correctamente hecha, cada vez que aprieta tiene que salir al menos una gota de calostro (unos días después del parto sale un chorro fino de leche).

Figura N° 3-4

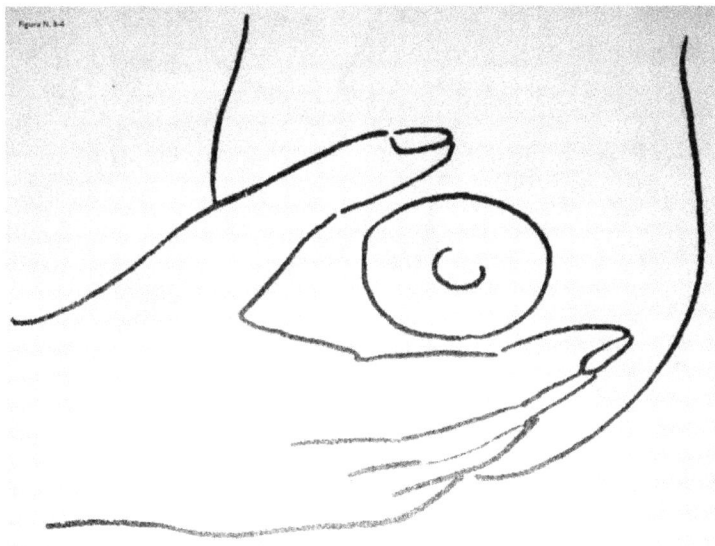

Figura N. 3-4

Figura N° 3-5

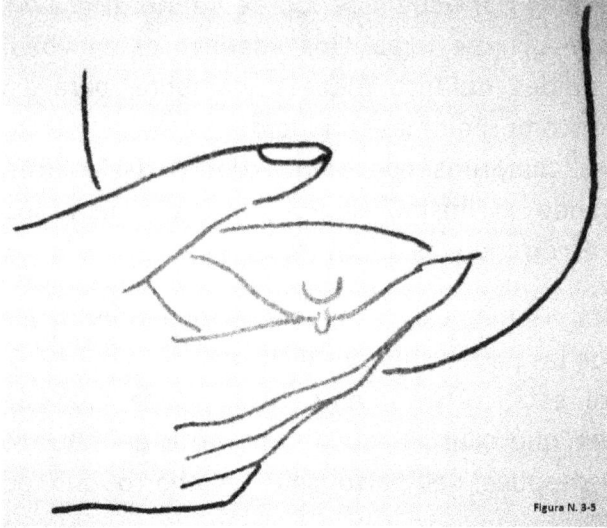

Figura N. 3-5

Figura N° 3-6

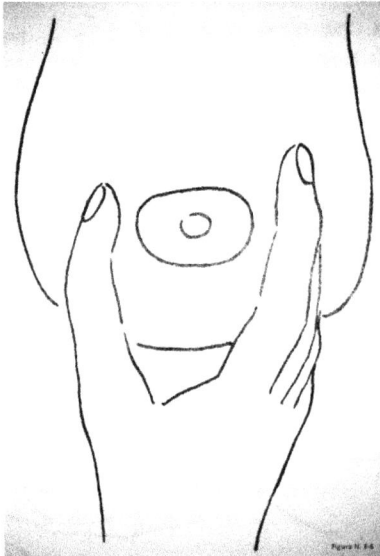

Figura N. 3-6

Figura N° 3-7

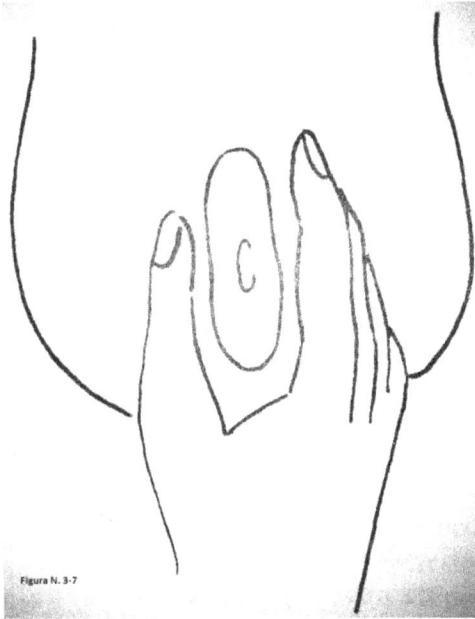

Figura N. 3-7

5. Ahora coloque el dedo pulgar de la mano derecha cerca del borde derecho de la aréola y el dedo índice extendido cerca del borde izquierdo (fig. 3-6). Repita la maniobra de comprimir hacia atrás cerrando los dedos (fig. 3-7). Así, usted está experimentando los conductos de las partes derecha e izquierda de la mama.

Algunas mujeres fracasan en el intento de extraerse la leche porque tienen la tendencia a mover el índice y el pulgar hacia atrás separándolos, por lo que no consiguen sacar leche y estiran dolorosamente la piel. Es absolutamente necesario que los dedos índice y pulgar hagan un movimiento hacia atrás, pero cerrándolos simultáneamente en pinza, de tal modo que se compriman los conductos para que expulsen la leche hacia afuera por el mero efecto de la presión. En las figs. 3-8, 3-9 y 3-10 muestro los errores más comunes y la maniobra correcta por medio de esquemas. En la fig. 3-8 se muestra que si se comprime hacia atrás sin cerrar los dedos, no van a comprimirse los conductos y no saldrá leche. En la fig. 3-9 se muestra que si se cierran los dedos, pero no se comprime hacia atrás, tampoco va a salir leche, porque en ese sitio los conductos se afinan en conductillos que desembocan en el pezón. En cambio, como se ve en la fig. 3-10, **si se comprime hacia atrás al mismo tiempo que se cierran los dedos** saldrá leche, porque sólo de esta manera se comprimen los conductos.

Conviene que aprenda estas maniobras con ayuda de una mujer experimentada o con el pediatra, quienes le guiarán los dedos si usted las hace erróneamente, hasta que capte la forma correcta.

Cuando usted vea salir la gota de calostro, tendrá, como dije, la seguridad de haber hecho la maniobra correctamente y, además, **tendrá la sensación de que es una mujer normal que va a tener leche.**

La gota de calostro extraída puede ser utilizada para lubricar la piel del pezón. No es necesario ni conveniente extraerse mayor cantidad. Algunas mujeres que no parecen tener calostro durante el embarazo pueden amamantar igualmente con éxito a sus bebés.

La Dra. Ruth Lawrence, en su libro *La lactancia materna*, afirma que la expresión de calostro durante el embarazo puede estimular contracciones uterinas y que se han producido algunos casos de mastitis prenatal por este tratamiento. Seguramente ella se está refiriendo a la extracción excesiva de calostro. Con mi recomendación de sacarse **una gota** de cada pecho para lubricar el pezón correspondiente no he observado hasta ahora ningún caso de contracción uterina ni tampoco de mastitis prenatal, y sí he logrado que las mamás lleguen al parto y puerperio sabiendo extraerse leche y confiando en la capacidad de su calostro y su leche para lubricar y fortalecer el pezón.

Figura N° 3-8: *Extracción de la leche incorrecto*

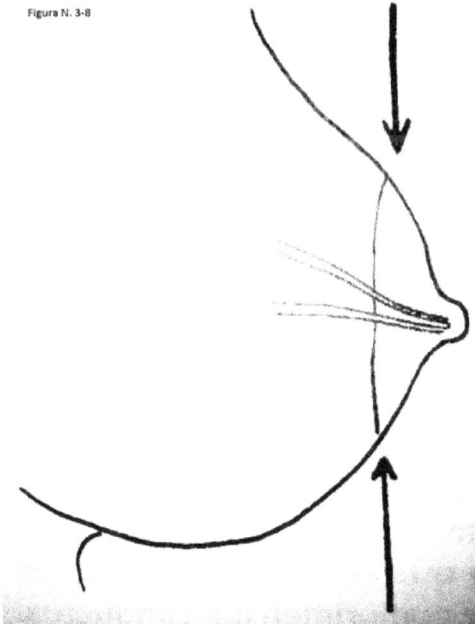

Figura N. 3-8

Figura N° 3-9: *Extracción de la leche incorrecto*

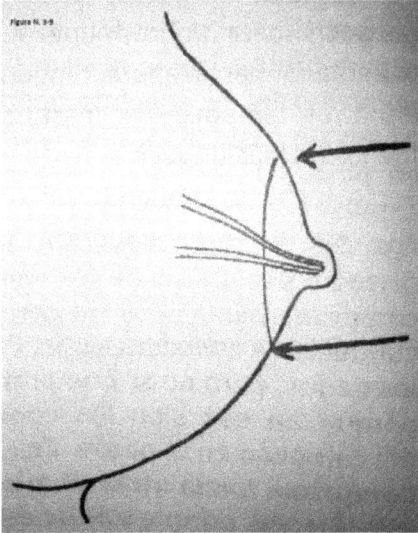

Figura N° 3-10: *Extracción de la leche correcto*

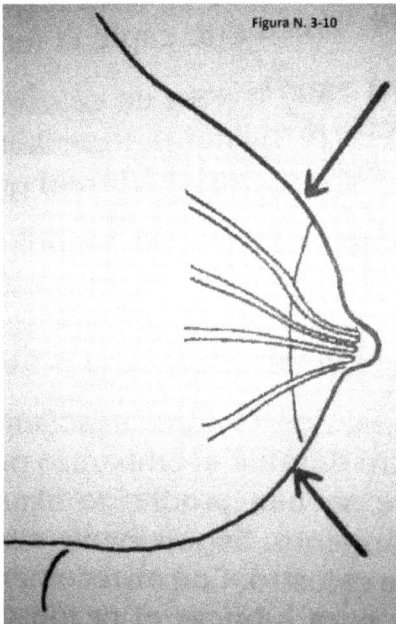

3.4. Higiene de los pezones

Debe hacerse simplemente con agua. Cualquier otra substancia, sea jabón, alcohol, etc., es nociva para la piel de la aréola y el pezón, que deben mantenerse como la naturaleza lo previó: con una cierta grasitud en su superficie. La piel de la aréola y pezón segrega aceites protectores que mantienen estas estructuras fuertes y flexibles. Después del parto y durante la lactancia, la higiene de los pezones se hará también solamente con agua.

3.5. Pezones protráctiles

Sus pezones son seguramente protráctiles, como se ve en la fig. 3-11. Si ése es su caso, como ocurre en la mayoría de las mujeres, no necesita hacer nada con ellos.

Figura N° 3-11: *Pezón protráctil*

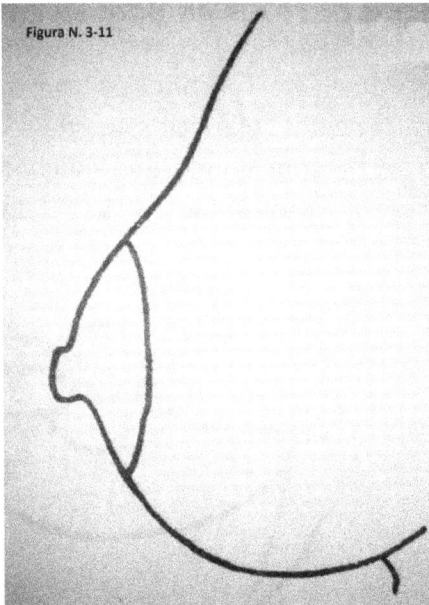
Figura N. 3-11

3.6. Pezones planos y retráctiles

Los pezones planos y los retráctiles tienen a corregiste espontáneamente en el último trimestre del embarazo, pero, si usted los tiene así, quizá quiera hacer algo más para asegurar su corrección.

Hay varios recursos para corregir pezones así. El primero son los ejercicios recomendados por Hoffman, que consisten en lo siguiente (figs. 3-13, 3-14, 3-15): se coloca un dedo a cada lado del pezón sobre la piel de la aréola y se presiona la misma hacia atrás y afuera hasta el punto en que podría llegar a doler, no hasta el punto en que duela. Se repite diez veces la maniobra en posición horizontal (fig. 3-13), diez veces en posición diagonal (fig. 3-14) y diez veces en posición vertical (fig. 3-15), para así lograr que se estiren las fibras que están debajo de la piel de la aréola que hacen que el pezón sea retráctil. Es importante, para que la maniobra sea efectiva, que al iniciarla coloque los dedos sobre la aréola, bien pegados al pezón, en el punto en que éste se continúa con la aréola. Realizando estos sencillos ejercicios desde el sexto mes del embarazo se ha conseguido que muchos pezones retráctiles se hicieran protráctiles al llegar la fecha del parto.

Figura N° 3-12: *Pezón retráctil y ejercicios de Hoffman para su corrección*

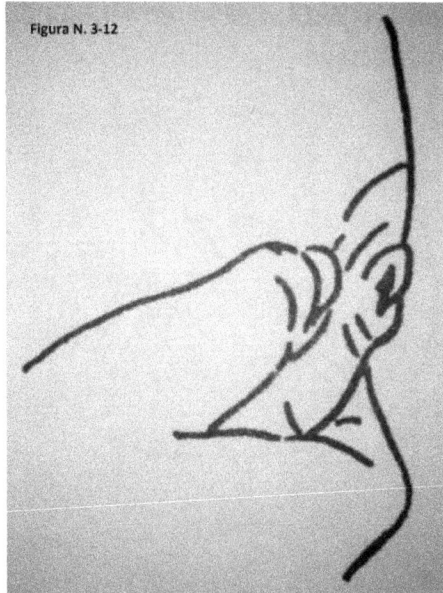

Figura N. 3-12

Figura N° 3-13: *Pezón retráctil y ejercicios de Hoffman para su corrección*

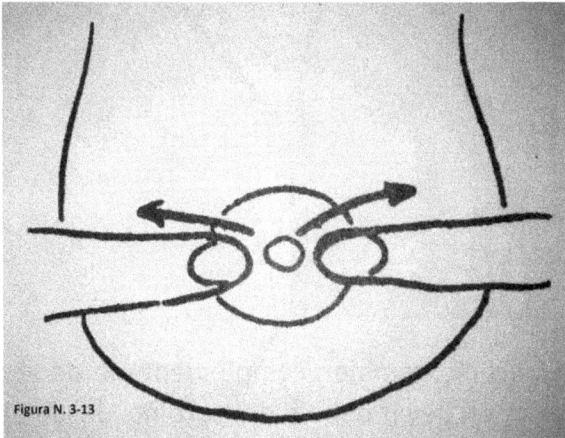

Figura N. 3-13

Figura N° 3-14: *Pezón retráctil y ejercicios de Hoffman para su corrección*

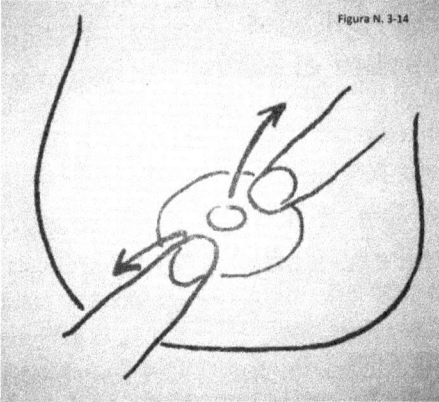

Figura N. 3-14

Figura N° 3-15: *Pezón retráctil y ejercicios de Hoffman para su corrección*

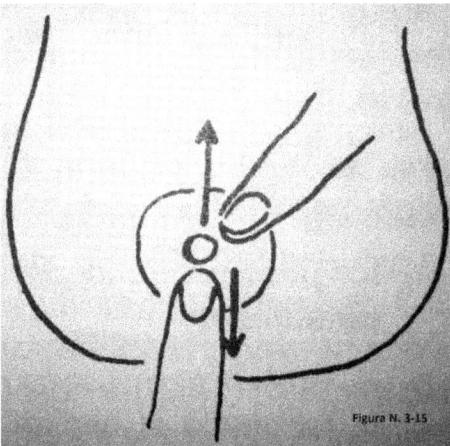

Figura N. 3-15

El segundo recurso, también complementario de los ejercicios, consiste en llevar debajo del corpiño, desde el tercer mes del embarazo hasta el final del mismo, los casquillos de plástico con arandela modeladora (fig. 3-

16). Estos escudos producen la salida del pezón hacia afuera por compresión continua sobre la piel de la aréola, haciendo el mismo efecto que se logra con los ejercicios de Hoffman. Los primeros días conviene usar los escudos una o dos horas hasta acostumbrarse a llevarlos. Entonces, podrán usarse todo el día. Cuando se utilizan estos escudos resulta necesario usar un corpiño un número más grande que el que usted habitualmente usa.

Figura N° 3-16: *Casquillos de plástico con arandela modeladora*

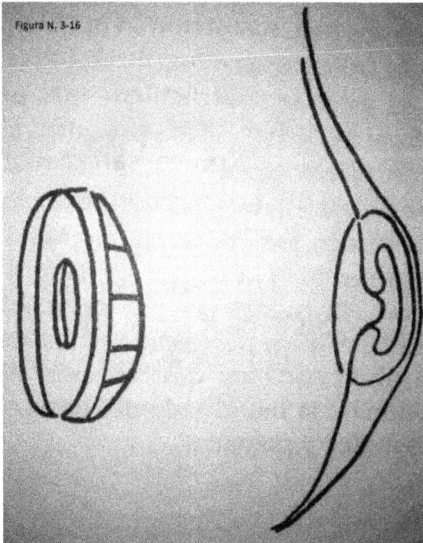

Figura N. 3-16

Algunas mamás prefieren utilizar el Niplette®, que es un dispositivo en forma de dedal, que se aplica sobre el pezón haciendo vacío controlado (ver apéndice B).

Por su parte, algunos autores han cuestionado esta prácticas descriptas arriba, por varias razones:

a) Los pezones tienden a moldearse espontáneamente al final del embarazo;

b) En mujeres con pezón retráctil se comprobó menor duración de la lactancia si hacían ejercicios de estiramiento y levaban casquillos modeladores, que si no hacían nada;

c) Cuando los bebés son colocados correctamente a mamar, ellos se prenden al pecho, no al pezón (ver 4.3)

d) Un bebé que es bien colocado a mamar y se le facilita una buena adhesión boca-pecho moldeará poco a poco el pezón y terminará por hacerlo protráctil

3.7. Pezones pequeños y grandes

En general, los pezones pequeños no causan mayor problema para amamantar. Conviene hacerlos más salientes por medio de los recursos mencionados para tratamiento de pezones retráctiles. Los pezones grandes pueden causar problemas al bebé para amamantarse. Cuando éste se prende al pecho, el pezón puede tocarle el paladar blando y provocarle arcadas. La madre que nota esto, intuitivamente colocará el pezón menos adentro de la boca del niño, pero esto trae aparejado dos inconvenientes: el bebé no comprime bien la mama y a la vez puede lastimar el pezón con sus encías. El pezón grande representa un verdadero problema cuando el bebé es muy pequeño o prematuro. En estos casos, la única solución al alcance es que cuando el bebé succione, la madre simule la acción de la mandíbula del bebé comprimiendo su mama con los dedos índice y pulgar.

3.8. Pezones umbilicados

Si usted tiene el pezón umbilicado (visualmente metido para adentro), haga la prueba del pinzamiento de la aréola, como se ve en las figs. 5-17 y 5-18. Si el pezón sale para afuera con el pinzamiento, usted tiene un pezón umbilicado aparente o falso. En este caso, si lo desea, podrá hacer los mismos ejercicios que se describen para corregir el pezón retráctil. Si con la prueba de pinzamiento el pezón se mete más para adentro, entonces usted tiene un pezón umbilicado verdadero (el 1 % de las mujeres lo tiene). Este tipo de pezón puede ser corregido con una técnica progresiva desde antes del embarazo o en los primeros seis meses del mismo, utilizando un dispositivo llamado Niplette® (ver Apéndice B).

Figura N° 3-17: *Pezón umbilicado aparente o falso*

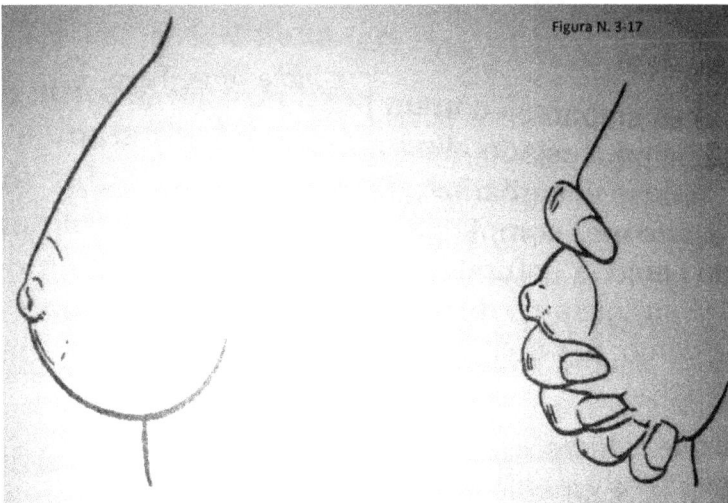

Figura N. 3-17

Figura N° 3-18: *Pezón umbilicado verdadero*

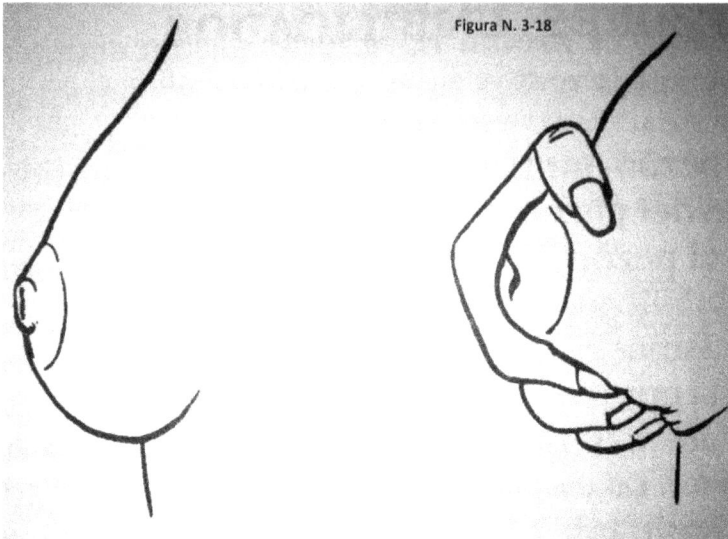

Figura N. 3-18

3.9. Su alimentación durante el embarazo

Si usted comenzó su embarazo con un peso normal (acorde con su talla), es probable que haya estado alimentándose correctamente y que lo siga haciendo durante el embarazo. En este estado, sobre todo a partir del tercero o cuarto mes cumplidos, usted notará que aumenta su apetito. Es el modo como la naturaleza avisa que usted tiene que incrementar en un 20 % su consumo de alimentos. El dicho popular "la embarazada tiene que comer por dos" es incorrecto. En realidad, debe comer por uno y un quinto.

Hoy se considera que el incremento de peso esperado para el final del embarazo es de doce kilos y medio (si partió de un peso normal). Las madres que se alimentan correctamente tienen hijos de mejor peso de nacimiento (5.200 a 5.500 gramos) que las madres que se alimentan mal y son desnutridas (2.500 a 2.800 gramos).

Pero la alimentación adecuada no se cumplirá si sólo incrementa la cantidad de comida. Es necesario que tenga también en cuenta la calidad de lo que come. Con esto me estoy refiriendo a que la dieta debe proveer especialmente proteínas de adecuado valor biológico, vitaminas y minerales en proporciones acordes con sus necesidades.

Para tener una dieta variada es aconsejable que incluya en ella los siguientes alimentos:
- Leche y/o queso.
- Verduras de hoja y de bulbo (de todos los colores).
- Cereales (avena, arroz, trigo, maíz, etc.) o pastas.
- Pan.
- Aceite y manteca (o margarina).
- Azúcar.
- Alimentos llamados "proteicos"
- Legumbres (arvejas, porotos, garbanzos, lentejas, frijoles, habas, etc.).
- Carne roja o blanca.
- Huevo.
- Frutas variadas.

Todos estos alimentos, llamados básicos, aseguran una nutrición adecuada cuando se incluyen diariamente o casi diariamente en la dieta. Pero también quiero recomendarle que debe asegurarse el aporte de una cierta cantidad de algunos de ellos:

- Leche descremada, un litro diario; o queso fresco, 140 gramos diarios; o leche descremada, medio litro, y queso fresco, 70 gramos diarios. Si a usted no le gustan el queso ni la leche, tendrá que pedir al médico que le indique pastillas de calcio y deberá aumentar al doble las cantidades que indico para los alimentos proteicos.

- Alimentos proteicos: si dispone de los de origen animal, debe comer 150 gramos de carne por día, o dos a tres huevos por día (incluyendo los que van en preparaciones culinarias), o 75 gramos de carne, y un huevo y medio por día. Si dispone de legumbres (o le gustan más), debe comer en el día unos 150 gramos (en dos comidas de 75 gramos cada una) u 80 gramos de legumbres, y un huevo y medio por día. - Debe ingerir un cítrico o un tomate por día, por lo menos. Una porción diaria de verduras de bulbo amarillas y rojas (zanahoria, zapallo, batata y remolacha), pisadas con 20 gramos de manteca, a fin de cubrir su necesidad de vitamina A. Al menos parte del pan que coma debe ser Integral. Es bueno para los intestinos y aporta vitamina B. Los demás alimentos básicos pueden variarse en más o en menos, de acuerdo con su apetito o gusto. Todas estas recomendaciones son de tipo general y en orden a una buena higiene alimentaria. Pero como usted controlará su embarazo con el obstetra, él ajustará su régimen de comidas a sus necesidades, así como decidirá si complementar o no su alimentación con vitaminas.

3.10. La consulta prenatal con el pediatra

Todo lo explicado hasta ahora no agota el tema de la preparación para el amamantamiento. Por otra parte, usted puede tener temores o inquietudes individuales. Una visita al pediatra unos dos o tres meses antes del parto le permitirá aclarar dudas, disipar temores y asegurarse de que usted realiza correctamente la maniobra de extracción de la leche. Si usted tiene pezones retráctiles, el pediatra (o el obstetra) puede enseñarle a realizar los ejercicios de corrección. Es importante que en esa entrevista esté presente su marido, porque si sabe de qué se trata va a poder ayudarla y alentarla para que amamante con éxito a su hijo.

3.11. Los tranquilizantes

Los recién nacidos de madres que han recibido tranquilizantes o barbitúricos los días anteriores al parto o durante el mismo pueden tener dificultad o pereza para succionar durante los primeros días de vida.

Si usted desea amamantar a su hijo, es conveniente que pida al obstetra que en lo posible no le suministre tranquilizantes ni barbitúricos antes o durante el parto. De todos modos, no creo que tales medicamentos resulten necesarios si usted se prepara en alguno de los tantos buenos cursos de parto sin temor.

3.12. Tome contacto con un grupo de apoyo de la lactancia materna

Los grupos de apoyo de la lactancia materna son grupos de mujeres que se reúnen con el fin de recibir información adecuada, reflexionar sobre su propia situación, tomar decisiones sobre la alimentación de sus hijos y sentirse apoyadas en ellas, lo que contribuye al crecimiento de la confianza en sí mismas, fortaleciendo su propia capacidad maternal.

El modelo del grupo de apoyo es especialmente adecuado para educar mujeres con respecto al hábito de lactar a pecho, porque éste no es solamente un aspecto fisiológico, sino un asunto que se desarrolla fundamentalmente en el marco afectivo y emocional, por lo que los problemas que una madre lactante transita en su mayor parte no son médicos y pueden ser abordados por otra madre con experiencia.

El grupo de apoyo es complementario de los aspectos médicos de la lactancia materna y no sustituye la labor médica, que también juega un papel importante en el apoyo a la lactancia materna y en la prevención y resolución de problemas médicos relacionados con ella.

El apoyo a la lactancia materna en estos grupos es recíproco: es decir que son personas iguales, que han pasado por situaciones similares, transmitiendo unas a otras cuál ha sido la mejor manera de resolverlas; no es jerárquico: nadie impone la información o conducta que se debe seguir; se trata —en todo caso— de un intercambio derivado de la experiencia.

Otra característica del grupo de apoyo es brindar a las mujeres –sobre todo a las gestantes— la oportunidad de ver a otras mamás lactantes: les permite a su vez estar con otras madres que comparten sus creencias, lo cual crea un apoyo adicional, en particular, en los casos en que la comunidad en la que vive (por sus prácticas o costumbres culturales) y su círculo de apoyo natural —tales como familiares y amigos— saboteen consciente o inconscientemente su deseo de amamantar.

3.13. Haga participar a su familia y amigos de su proyecto de amamantar

- Comunique a toda su familia y amigos su decisión de amamantar.
- Su esposo puede llegar a ser un puntal para ayudarla a que sea realidad su deseo de amamantar.
- Pida a su marido que la acompañe a las reuniones con maridos en el curso de preparación para el parto, y especialmente a la reunión de lactancia materna.
- Pídale que la acompañe en el parto. Será bueno para usted, pero especialmente bueno para él.
- Aunque no alimente a su hijo, su marido puede tener un estrecho contacto con él. Hágale saber que a usted le encantaría si lo hace.
- Si su madre la apoya con el amamantamiento, buenísimo. Si no es así, hable claro con ella y pídale que evite comentarios negativos.
- Si tiene alguna amiga que está amamantando o amamantó con felicidad, aunque haya tenido que superar dificultades, péguese a ella.

CAPÍTULO 4
EN LA SALA DE MATERNIDAD

Lo que voy a explicarle a continuación vale particularmente para cuando tenga un parto natural y su hijo sea un recen nacido de término sin problemas. Cuando ésa no sea la situación, le recomiendo lea 4.13.

4.1. El primer contacto

Cuando nace su bebé, usted estará ansiosa por verlo y tocarlo inmediatamente, y él estará en un alerta reposado, listo para comunicarse con usted casi toda la primera hora después del parto.

Descubra por sí misma la gran capacidad de comunicarse que tiene su bebé: mírelo a los ojos desde veinte hasta treinta centímetros, tóquelo, háblele o cántele, acúnelo, y se sorprenderá con sus respuestas.

Su marido puede hacer lo mismo que usted y también quedará impactado con las respuestas de su hijo.

El contacto temprano y prolongado madre-hijo favorece el amamantamiento temprano, y éste a su vez favorece la interacción madre-hijo.

El parto es un asunto de familia antes que un asunto médico. Si no hay indicación médica en contrario, ustedes tienen derecho a reclamar el contacto temprano y prolongado con su hijo recién nacido y la cohabitación permanente con él.

Estudios recientes señalan que tanto el niño como su madre pasan por un período llamado "sensible" durante los primeros cuarenta y cinco a sesenta minutos luego del parto. Este período debe ser conocido y aprovechado por usted para facilitar la mejor relación posible con su hijo. Durante este lapso, el interés por su hijo será altísimo (se entiende que está despierta). Querrá tocarlo, mirarlo frente a frente, tenerlo junto a su cuerpo piel con piel. También su hijo estará en el máximo momento de actividad y alerta, y le llamará la atención especialmente la cara de usted, al punto que podrá seguirla con los ojos (el recién nacido ¡¡ven!!).

Es verdaderamente recomendable que el niño esté con usted y su marido en la intimidad durante treinta a cuarenta y cinco minutos, apenas sea llevado de sala de partos a su cama. Según M. Klaus y J. Kennel, autores del libro *La relación madre-hijo*, cuando se refieren a ese primer contacto en la intimidad, dicen que la madre y el padre jamás olvidan esa importante y grata experiencia compartida. Puedo dar testimonio de que esta afirmación, en mi caso, fue cierta: nuestro último hijo estuvo con mi mujer y conmigo durante toda la primera hora de su vida y puedo asegurar que jamás olvidaré esa importante y grata experiencia compartida. Me sentí realmente padre y feliz de ver la interacción de mi mujer y el niño. Es impresionante cuando el bebé mira a su madre a los ojos. Surgió en mí espontáneamente un sentimiento de agradecimiento a Dios por todo eso.

4.2. La primera mamada

El niño debe ser puesto al pecho por primera vez en cuanto lo permitan su estado físico y el de su madre, y cuando ella esté dispuesta. Esto ocurre en los partos normales a los pocos minutos del nacimiento, por lo que no es difícil poner al niño al pecho en la misma sala de partos, mientras usted espera que se produzca la expulsión de la placenta. Pero algunas madres no se sienten cómodas en estas circunstancias y prefieren esperar a cuando están en su cama, fuera de la sala de partos. Esto es perfectamente posible porque el reflejo de succión está en su nivel más alto veinte a treinta minutos después de nacer, lo cual coincide con ese período que le señalé de máximo alerta del bebé. La primera vez que lo acerque a su pezón es probable que no lo tome con su boca, sino que se pase un rato lamiéndolo. Eso es normal y puede interpretarse como el primer acercamiento del bebé al pecho materno, como una exploración. Por ello, si hace esto no crea que no va a prenderse. Unos minutos o pocas horas más tarde lo hará.

La succión temprana de los pechos tiene varias ventajas para la madre que conviene tener en cuenta:

a) produce una contracción uterina que facilita la expulsión más rápida de la placenta y una más pronta recuperación del tamaño uterino. De esta manera disminuye la frecuencia de contracciones dolorosas de útero ("entuertos") cuando da de mamar en los primeros días;

b) contribuye a prevenir hemorragias posparto;

c) se vacían precozmente los conductos, facilitando así el flujo posterior de la leche;

d) estimula una más precoz bajada de la leche (4.5);

e) previene la tensión láctea (4.8).

Para el niño, la iniciación precoz del amamantamiento tiene las siguientes ventajas:

a) estimula el movimiento intestinal facilitando así una más pronta eliminación del meconio (materia fecal oscura de los primeros días de vida);

b) favorece la implantación de una flora intestinal adecuada y recibe un aporte importante de anticuerpos y otras sustancias de acción antibacteriana, todo lo cual protege al niño de las infecciones graves en el periodo de recién nacido;

c) el niño obtiene por este medio alimento e hidratación tempranos, con lo que se han observado menores descensos de peso posparto y ha resultado innecesario suministrar alimento artificial complementario;

d) puede razonablemente pensarse que el amamantamiento temprano es el mejor calmante de la natural ansiedad posparto del recién nacido (y de su madre).

4.3. Técnica del amamantamiento

Las primeras veces que ponga su niño al pecho, sobre todo si es primeriza, debería tener la solícita y amable ayuda de una mujer experta en amamantamiento, sea ésta enfermera o no.

Es conveniente que las primeras mamadas las realice acostada, no sentada, porque así va a estar más cómoda. Debe estar relajada, con las piernas ligeramente flexionadas, inclinada sobre el costado correspondiente al pecho que va a dar. El bebé puede estar apoyado en la cama para que usted no tenga que esforzarse en sostenerlo, y su cabeza un poco por debajo del pecho que va a recibir, para así favorecer la gravedad (fotografía 1). Usted puede tener una almohada bajo su cabeza para poder mirar al niño sin forzar el cuello, y puede poner el brazo del lado que va a dar sobre o debajo de la cabeza del niño según le resulte más cómodo. **Si el niño está despierto y tiene hambre, responderá con el reflejo de búsqueda y hociqueo.** Este consiste en una respuesta refleja a la estimulación del labio inferior (especialmente en las primeras dos semanas). Si usted frota dicho labio suavemente con el pezón, notará que reacciona hociqueando como cuando se pronuncia la U (ver fotografía 2). Si sigue estimulando el labio, en instantes el bebé abrirá la boca como para pronunciar la letra A (ver fotografía 3). Este es el momento en que usted, con el brazo que sostiene al bebé, lo debe atraer hacia la mama (ver fotografía 4). En esa circunstancia el bebé cerrará su boca, abarcando con ella buena parte de la aréola. Observe que los labios del bebé están evertidos. Cuando algún labio está invertido, esto debe ser corregido con un dedo suyo. Toda vez que su bebé suelte el pecho o se corra de la adhesión descripta, retírelo del pecho introduciendo previamente un dedo en su boca, e inicie nuevamente los pasos descriptos para mantener siempre una correcta adhesión boca-pecho. La aréola debe ser abarcada lo más posible con la boca del niño, porque el acto de mamar es una combinación de succión y compresión: las mandíbulas ejercen esta última sobre la mama y hacen venir la leche más eficazmente que la succión; la función principal de ésta es mantener el pezón fijo contra la parte posterior del paladar duro en su unión con el paladar blando. El dedo que comprime la parte superior de la mama permite que entre aire por las narices del niño. Hay madres que adquieren habilidad para comprimir los conductos apretando la mama con la mano. Con ello hacen salir un poco de leche, facilitando el trabajo del bebé.

Fotografía N° 1: *Posición para amamantar acostada*

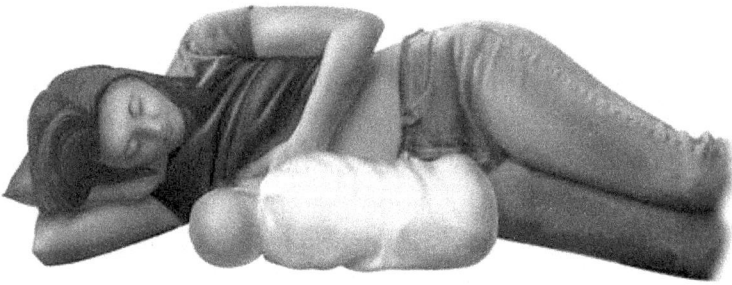

Acostado

Fotografía N° 2: *Reflejo de búsqueda y hociqueo (ver texto)*

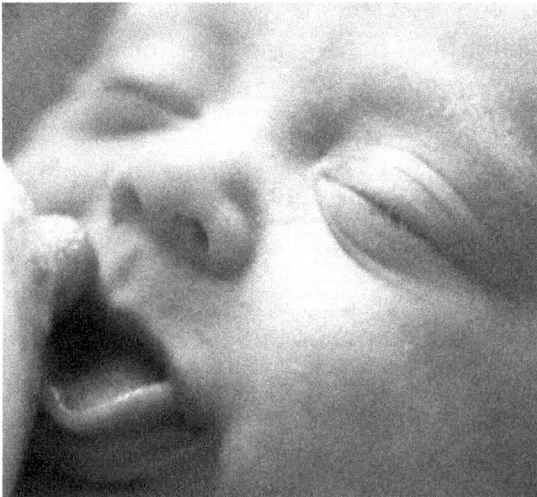

Fotografía N° 3: *Reflejo de búsqueda y hociqueo (ver texto)*

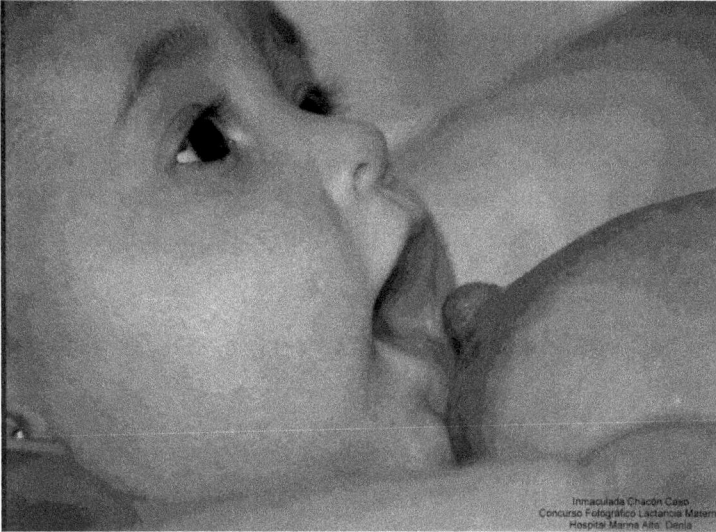

Fotografía N° 4: *Adhesión boca-pecho correcta (ver texto)*

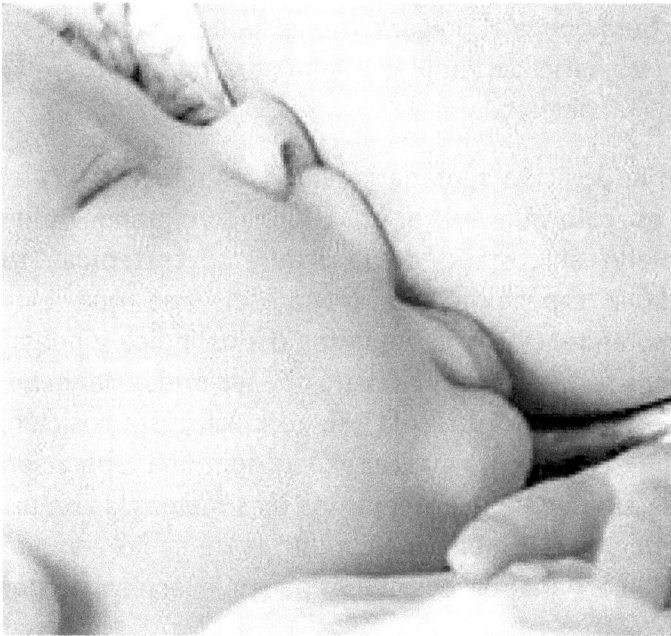

Pasado el primer día, si encuentra una posición cómoda, puede dar de mamar sentada. En esta postura es importante que conozca los recursos para encontrar relajación (taburete bajo los pies, almohadones en la cintura, silla con barandas bajas para los codos, etc.). Puede utilizar todos o alguno de los recursos que señalo. **Es importante que encuentre una posición relajada para amamantar, porque ello ayuda a una mejor bajada de la leche** (4.5).

Hay dos posiciones básicas para dar de mamar sentada:

En la posición sentada clásica o de acunamiento (ver fotografías 5 y 6), el bebé (quien tiene la cara y el cuerpo en un solo eje enfrentando a su mamá) es sostenido por el antebrazo y mano del lado que amamanta mientras la mano libre sostiene el pecho elevándolo un poco hacia arriba. Sólo queda el pulgar por encima de la aréola y casi no es necesario deprimir la mama para que se libere la respiración del bebé.

En la posición sentada inversa (ver fotografía 7), el bebé es colocado sobre un almohadón grande, bien enfrentado al costado de la madre, y sostenidas su espalda y cabeza con la mano del lado que está amamantando. Obsérvese que los dedos índice y pulgar maternos rodean la cabeza detrás de las orejas del bebé, pero no están apoyados sobre su occipucio. Esta posición, muy útil cuando la madre ha sufrido una operación cesárea, permite alinear mejor los ojos maternos con los del bebé y vaciar mejor los conductos de abajo y afuera de la mama. Variar las posiciones para mamar, comida por medio, previene los taponamientos de conductos (5.13.3).

Fotografía N° 5: *Posición clásica o de acunamiento*

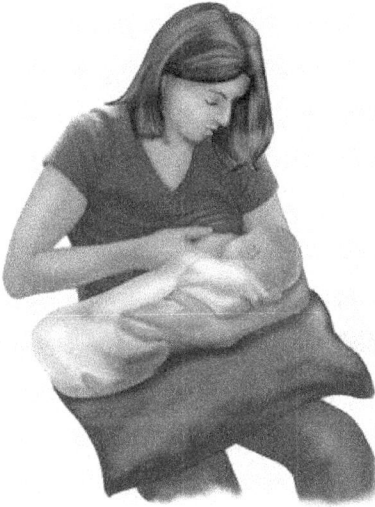

Acunado

Fotografía N° 6: *Detalle de posición clásica*

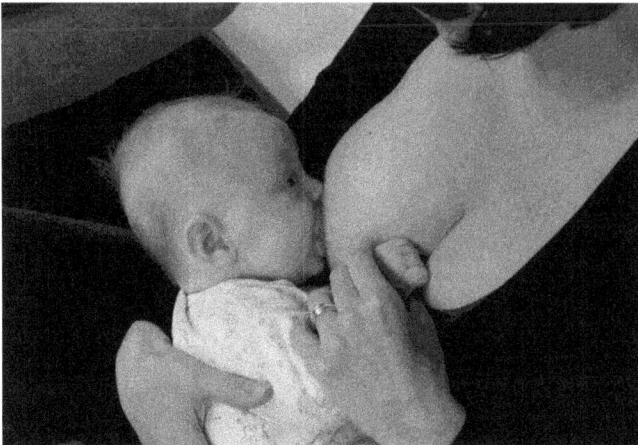

Fotografía N° 7: *Posición inversa para amamantar. El cuerpo del niño está entre el brazo y el torso de la mamá*

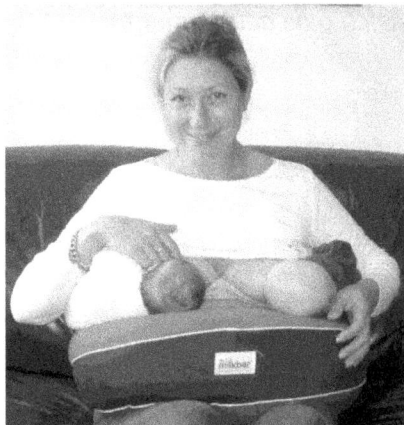

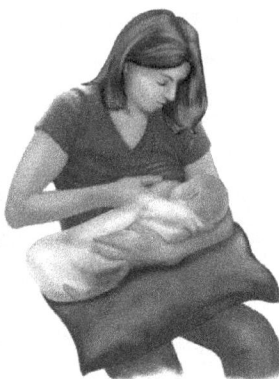

Acunado

En los primeros días, si usted alinea su mirada con la del bebé cuando lo amamanta, probablemente verá incrementado su instinto maternal y el apego por su hijo. Se ha sugerido que el contacto ojo a ojo inicia o libera las respuestas de cuidado maternal.

¿CUÁNTO DEBE DURAR CADA MAMADA?

La duración de la mamada es variable, porque depende de varios factores:

1. La intensidad de la succión. Si su bebé mama vigorosamente durante casi toda la comida, la terminará antes.
2. El número y duración de las pausas entre las salvas de succión. Si hace pocas o breves pausas terminará antes su mamada; si hace muchas y largas pausas la mamada durará más.

3. La frecuencia e intensidad de las bajadas de leche durante la mamada (ver 4.5). A mayor frecuencia e intensidad, el bebé terminará antes de mamar.

Cuando termina la mamada, será conveniente separarle las mandíbulas introduciéndole un dedo por la comisura labial, para evitar que el niño se quede prendido y le lastime el pezón cuando lo retira (Fig. 4-1). Otro recurso es bajarle la mandíbula inferior con el dedo sobre el mentón, antes de retirar el pecho.

Luego de cada mamada límpiese los pezones con agua, secándolos bien. Si hay escozor en la piel del pezón, es posible que eso sea el comienzo de una grieta. Para evitar que se forme, después de limpiado y secado el pezón, aplíquese una gota de su propia leche con el dedo. Conviene tener una gasa o paño limpio entre pezón y corpiño. Recuerde que el sol directo, unos quince minutos diarios, sirve como preventivo de las grietas.

Es conveniente hacer eructar al niño después que toma de cada seno, colocándolo sobre el pecho con la cabeza por encima de su hombro y golpeándole suavemente la espalda. Pero recuerde que algunos niños que maman no eructan; por lo tanto, si no sale el gas, no insista más de un minuto.

Figura N° 4-1: *Interrupción de la lactada (ver texto)*

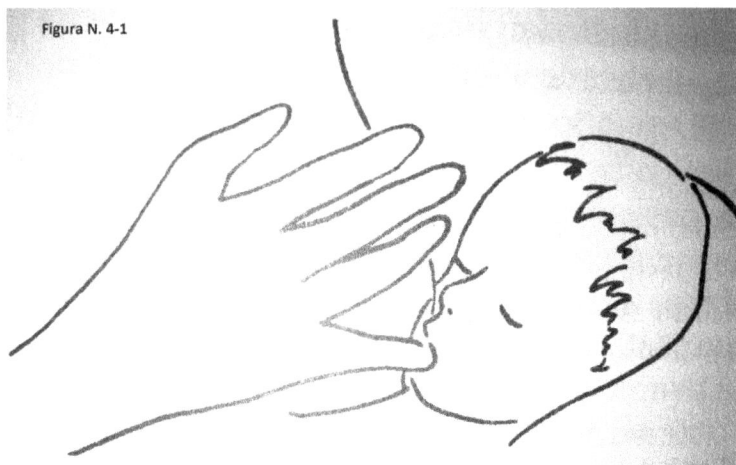

Figura N. 4-1

¿UN PECHO O DOS POR MAMADA?

Recomiendo a las madres que permitan que sus bebés vacíen el primer pecho aunque ello requiera más de 10 minutos de succión. De esta forma se asegurarán de que sus bebés tomen la leche gorda que viene en los últimos minutos (ver 4.5). Si terminada la mamada en el primer pecho, los bebés quieren seguir succionando, pueden ser colocados al segundo pecho, del que posiblemente mamarán menos tiempo y lo vaciarán menos. Este será el que se ofrecerá primero en la siguiente comida, para ser completamente vaciado.

Hoy se considera que el vaciado de al menos un pecho por mamada asegura una buena producción de leche. Algunos bebés que succionan despaciosa y débilmente suelen quedarse dormidos en el primer pecho, y no hay modo de que se prendan al segundo. Estos bebés pueden ser ayudados a mamar con más provecho utilizando la técnica de la **compresión del**

pecho, divulgada por Jack Newman: Mientras el bebé está mamando, sostenga el pecho con el pulgar arriba y los otros cuatro dedos por debajo, bien separados de la aréola y comprima la mama entre el pulgar y los otros cuatro dedos, con firmeza, pero no tanto que duela. Con esta maniobra, su bebé comenzará a mamar más activamente. Mantenga la compresión hasta que su bebé deje de mamar activamente. En ese momento, suelte la compresión mamaria, con lo que descansa su mano, y la leche de otras áreas del pecho pueda comenzar a fluir otra vez. Si cuando afloja la compresión su bebé interrumpe la succión, espere 10 segundos, y si al cabo de ellos su bebé no retomó la succión activa, comprima nuevamente la mama. Pero si cuando aflojó la compresión su bebé empieza a mamar activamente, espere a que su bebé disminuya el ritmo activo de mamar, y entonces vuelva a comprimir la mama. Esta técnica ha resultado efectiva para lograr que el bebé mame activamente en forma más continua, con lo que logra vaciar el pecho y obtener leche gorda en menos tiempo. Con el correr de los días estos bebés no necesitarán que sus madres usen la "compresión del pecho" porque estarán más fuertes para mamar activamente por sí mismos.

4.4. Horarios

Los lactantes digieren rápidamente la leche de mujer y vacían su estómago a la hora u hora y media de haber mamado. Por eso los niños de pocas semanas quieren mamar a veces cada hora y media o cada dos horas. Además, los horarios para amamantar no pueden ser rígidos, porque es normal que el bebé tome distintas cantidades en cada mamada.

El horario fijo no va con los amamantados. La experiencia y la investigación han mostrado varios beneficios del amamantamiento a demanda:

1. Los bebés crecen mejor.
2. El contenido graso y calórico de la leche materna aumenta.
3. Las madres experimentan menos retención de leche, menos dolor de pezones y menos infecciones mamarias.
4. Para la mayoría de los bebés, las mamadas frecuentes son un medio de obtener suficiente leche en los primeros meses.

Para amamantar a demanda no significa esperar a que su bebé llore a gritos para ponerlo al pecho, porque cuando se llegó a esta situación el bebé se prenderá mal y mamará mal, por lo cual no obtendrá suficiente leche. **Su bebe debe ser amamantado por señales**. Él está listo para mamar bastante antes de llorar, moviéndose o chupándose el dedo mientras duerme, o cuando despierta se pone inquieto, lloriquea o emite quejiditos. Estos son los momentos para alzarlo y ponerlo al pecho. De este modo, su bebé comenzará a mamar calmadamente, se prenderá bien y succionará rítmicamente. La mayoría de los bebés amamantados por señales lo hacen 8 a 12 veces por día en las primeras semanas.

4.5. La bajada de la leche
He hablado varias veces de la bajada de la leche y no le he explicado qué es. Esto está relacionado con todo lo que sucede desde que el niño empieza una mamada hasta que la termina.

¿Qué saca el bebé al comienzo de la mamada? La leche que está en los conductos, acumulada allí entre la comida anterior y ésta, gracias a un trabajo constante de los alvéolos, que siguen produciendo leche entre mamada y mamada. Esta es la **primera leche**. Usted puede ver que es aguada, si se saca un poco antes de dar el pecho. Esta primera leche representa aproximadamente el 33 % de lo que puede sacar el niño de su pecho en una comida.

Pero resulta que, mientras el niño succiona, está provocándole un reflejo sensitivo hormonal que hace que sus alvéolos empiecen a producir más leche, y enseguida las células mioepiteliales se contraigan todas a la vez, haciendo salir la leche de los alvéolos hacia los conductos como en catarata (observe las figs. 4-2, 4-3 y 4-4 y lea sus explicaciones). Esta es la llamada **bajada de la leche**, que se produce habitualmente a los pocos segundos o minutos de haber empezado el niño a mamar. La leche que viene en esta bajada es la llamada segunda leche. Esta es gorda y representa aproximadamente el 67% de lo que el niño puede sacar de su pecho en esa comida. Esa segunda leche es succionada por su niño en los últimos minutos de la mamada. Por eso es importante dar el pecho sin mayor limitación de tiempo, siguiendo el ritmo del bebé hasta que éste quede saciado.

Figura N° 4-2: *Cuando el niño comienza a succionar, ingiere la leche acumulada en los conductos, que se había juntado desde la comida anterior. Al mismo tiempo que toma esta leche, estimula con la succión la salida de una hormona: la prolactina*

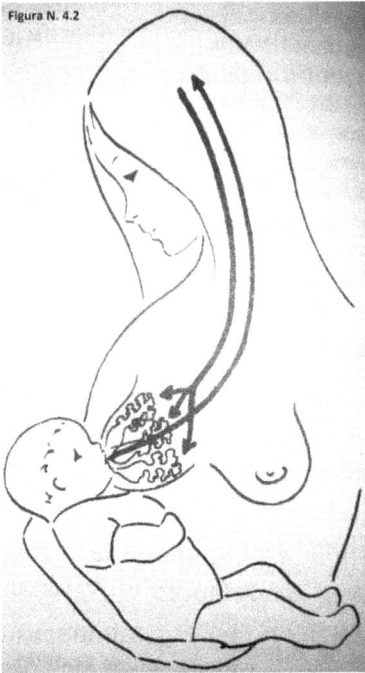

Figura N. 4.2

Pero debe quedar bien claro que cuanto antes se comience con el amamantamiento y más frecuentemente se lo haga, más pronto vendrá la segunda leche en cada mamada. Las madres que han amamantado exitosamente hijos anteriores, con un nuevo hijo suelen tener la bajada de la segunda leche ya en el primer día, a veces en la primera o segunda mamadas.

La bajada de la leche puede ser inhibida por factores psíquicos de la índole del temor, ansiedad, fatiga y dolor.

De esto puede deducirse la importancia que tiene un ambiente favorable para el amamantamiento, tanto en la maternidad como en el hogar. Si no es así, las bajadas de la leche pueden demorarse o ser débiles.

Figura N° 4-3: *Esquema de glándula que segrega leche por acción de la prolactina*

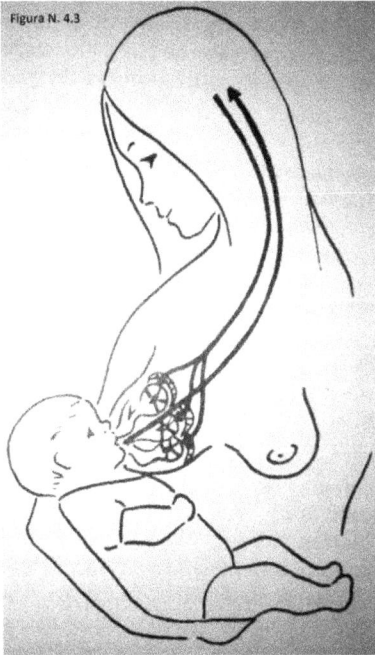

Figura N. 4.3

Habitualmente el reflejo de bajada de leche se desencadena varias veces por comida. Cuando termina la mamada de los dos pechos, para que el reflejo funcione nuevamente es necesario, según mi experiencia, un intervalo mínimo de quince a treinta minutos entre la terminación de una mamada y el comienzo de la siguiente.

Figura N° 4-4: *La estimulación provocada por la succión hace salir una segunda hormona, la ocitocina, que provoca lo bajada de la segunda leche*

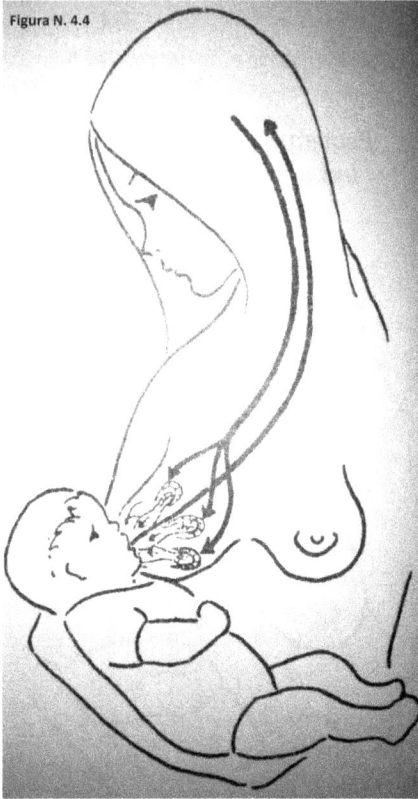

Figura N. 4.4

4.6. El calostro

Es la leche que las mamas producen en los primeros días siguientes al parto. Esta leche es amarillenta, transparente y espesa, con abundante contenido de proteínas y sales. Tiene un gran valor nutritivo y, por sobre todas las cosas, es el más poderoso anti-infeccioso que existe en la naturaleza para el bebé humano. Los anticuerpos y células (2.6) están en una concentración mucho mayor en el calostro. Los recién nacidos que lo toman en cantidad suficiente tienen mucha menor posibilidad de enfermarse de diarrea y otras infecciones graves en las maternidades.

La naturaleza ha preparado las cosas para que en los primeros días el bebé no necesite realmente nada más que el calostro, aumentando de manera gradual su apetito para ir succionando cada vez más intensamente y provocarle así la bajada de la leche gorda.

Los recién nacidos sacan cinco, diez o veinte gramos de calostro por comida en los primeros días, y eso es lo que necesitan. Si el niño llora un poco y se le da agua con azúcar o leche artificial, se le quitará el llanto pero también el apetito, con lo cual succionará con menos fuerza cuando lo pongan al pecho y no provocará el reflejo de la bajada de la leche. Así se completa el círculo vicioso por el que muchas madres dejan de amamantar a sus hijos. Lo que debe hacerse cuando el recién nacido da señales de estar listo para mamar es ponerlo al pecho aunque sea muy seguido, porque eso tranquilizará al niño a la par que aumentará los estímulos a la madre para que ésta tenga una buena bajada de leche.

4.7. ¿Cómo se da cuenta de que comenzó a bajarle la leche?

Si es primeriza (o multípara, pero no dio de mamar a sus hijos anteriores), puede ver que le chorrea un pecho cuando o está dando de mamar del otro. Ese es un signo seguro de que bajó la leche en esa mamada. Muchas mujeres sienten una gran tranquilidad y alivio cuando perciben que les comenzó a bajar la leche. Este bienestar psicológico crea condiciones favorables para las bajadas de leche de las comidas siguientes.

Las multíparas que amamantaron bien a sus hijos anteriores pueden no tener escape de leche cuando se produce la bajada, debido a que los músculos circulares que rodean el pezón tienen más tono e impiden el escape de leche. En cambio, esas mujeres pueden notar que les bajó la leche por una sensación de llenado, porque se les abultan los pechos detrás de la aréola o porque sienten cosquilleo, pinchazos o un dolor dentro de los pechos a poco de comenzar la mamada. Estas sensaciones son percibidas por las primerizas luego de varias semanas (lo cual no quiere decir que antes no les bajaba la leche). Cuando la madre no siente nada, un hecho que indica que bajó la leche es el cambio de ritmo de chupadas y degluciones en el bebé (por ej.: de tres chupadas y una deglución a una chupada y una deglución). Por último, un síntoma característico de la madre es la sed repentina y un signo frecuente en el bebé es el súbito atragantamiento en medio de la mamada. Cuando su bebé se atraganta muy a menudo, eso se debe a que usted tiene bajadas de leche muy fuertes. Ello se alivia acostándose o reclinándose sobre su espalda para dar de mamar al bebé, en la llamada posición australiana (fotografía 8).

Hay dos hechos que proporcionan gran confianza a la madre que llega con un bebé de cuatro o cinco días, sin haber recibido antes enseñanza sobre amamantamiento. El primero es cuando la madre "descubre" que tiene leche al enseñársele las maniobras de extracción.

El segundo es cuando la madre se da cuenta de que le baja la segunda leche cuando su hijo está mamando.

Fotografía No 8: *Posición australiana. Cuando su bebé se atraganta a menudo, esto suele ser producido por bajadas fuertes de leche. Para evitar este problema, dele de mamar acostada o reclinada sobre su espalda.*

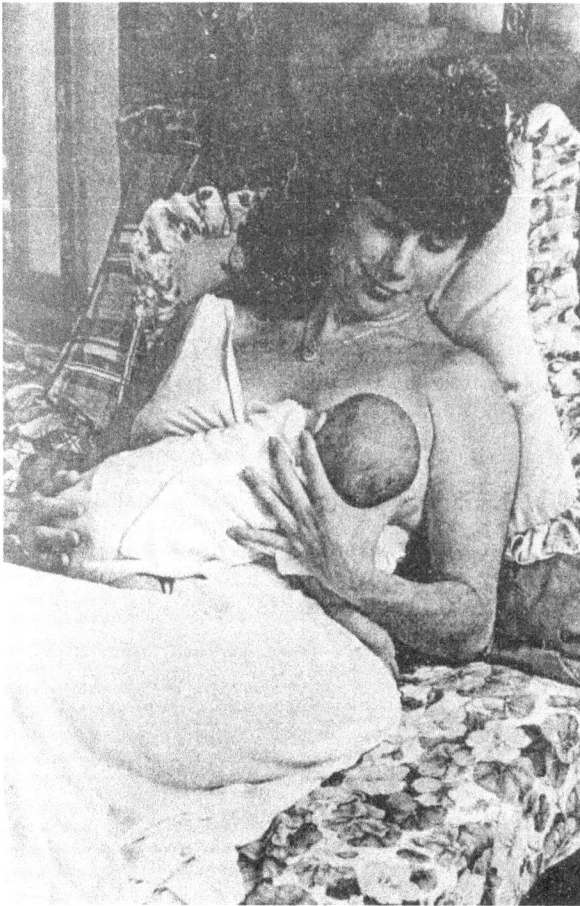

4.8. La congestión mamaria y la tensión láctea

La congestión mamaria se presenta frecuentemente al segundo día después del parto y dura varios días. Esta congestión es sanguínea, y es un fenómeno normal que tiene la función de favorecer el trabajo de los alvéolos productores de leche. Muchas mujeres confunden esta congestión con la "venida de la leche", pero no es así, porque la leche "viene" cada vez que se pone a mamar el bebé desde que nace (el calostro también es leche), cuando funciona normalmente el reflejo de expulsión o bajada de la leche. Si la congestión mamaria es intensa y dolorosa hay varias medidas para aliviar la situación:

- aplicarse paños húmedos fríos entre mamadas;
- tomar un analgésico antiinflamatorio como el ibuprofeno;
- antes de amamantar aplicarse un paño húmedo caliente sobre el pecho por unos minutos para favorecer la bajada de la leche durante la mamada;

La tensión láctea (o retención de leche) se presenta algunas veces como agregada a la congestión sanguínea cuando se demora muchas horas la iniciación de las mamadas después del parto, se da el pecho con poca frecuencia y/o el bebé succiona con debilidad. La tensión láctea se resuelve con medidas simples, tales como:

- fomentar el pecho que se va a dar con una toalla húmeda caliente antes de la mamada;
- tomar un analgésico como el paracetamol, extraerse leche antes de dar el pecho para

ablandar la aréola, y también después de la mamada en el caso de que quede mucha leche retenida;

- dar de mamar por señales cada dos o dos horas y media.

Pero hay veces (pocas) en que la congestión mamaria y la tensión láctea se suman en tal magnitud, que además del dolor, resulta casi imposible ablandar la aréola con la extracción de leche y el bebé literalmente no puede prenderse al pecho y comienza a doler el pezón. En estos casos recientemente Kyle Jean Cotterman describió una técnica llamada Presión reversa de ablandamiento que es muy simple y efectiva: antes de poner su bebé a mamar de un pecho presione su aréola como se muestra en las fotografías 9 a 12 y lea las explicaciones. La presión suave, constante y firme debe durar de 1 a 3 minutos. Al cabo de ese tiempo la aréola se ablanda y es fácil para el bebé prenderse al pecho. Si aún así siente algún dolor en el pezón convendrá que aplique sobre el mismo una pezonera de siliconas y la mantenga si le es más cómodo durante toda la mamada. La presión reversa de ablandamiento es indolora y puede aplicarse antes de cada mamada durante todos los días que dure la retención de líquidos en la zona de la aréola. Una ayuda extra cuando el bebé está prendido al pecho es el "sándwich de pecho" para conseguir que haya más aréola dentro de la boca de su bebé. La técnica del "sándwich" (ver fotografía 12) es como sigue: sostenga el pecho atrás de la aréola con cuatro dedos abajo y el pulgar arriba. Pince la mama al mismo tiempo que empuja hacia su caja torácica. Esto elongará y estrechará la aréola, facilitando al bebé la prendida correcta al pecho. Mantenga el "sándwich" por unos minutos hasta que sienta menos tensión en el pecho. Y una última ayuda extra es que entre una mamada y la siguiente lleve bajo el corpiño casquillos plásticos con arandela modeladora, los cuales impedirán que se acumule mucho líquido detrás de la aréola.

Fotografía N°9: *Presión reversa de ablandamiento. Esta maniobra se hace con las uñas cortas.*

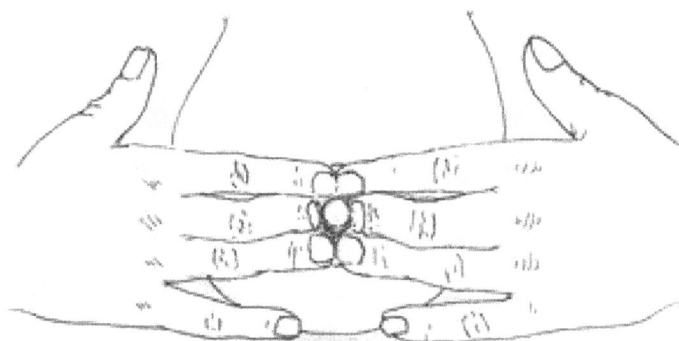

Drawn by Kyle Cotterman

Fotografía N°10: *Presión reversa de ablandamiento. Opción cuando hay uñas largas.*

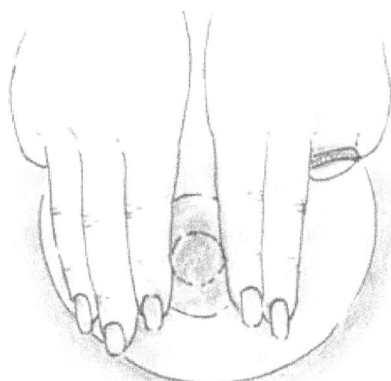

Drawn by Kyle Cotterman

Fotografía N°11: *Presión reversa de ablandamiento. Opción con uñas largas.*

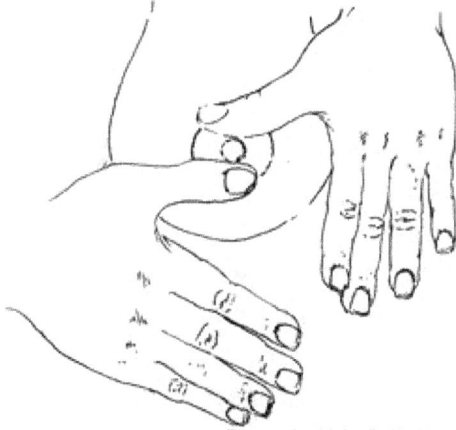

Drawn by Kyle Cotterman

Fotografía N°12: *Técnica sándwich, para elongar la aréola.*

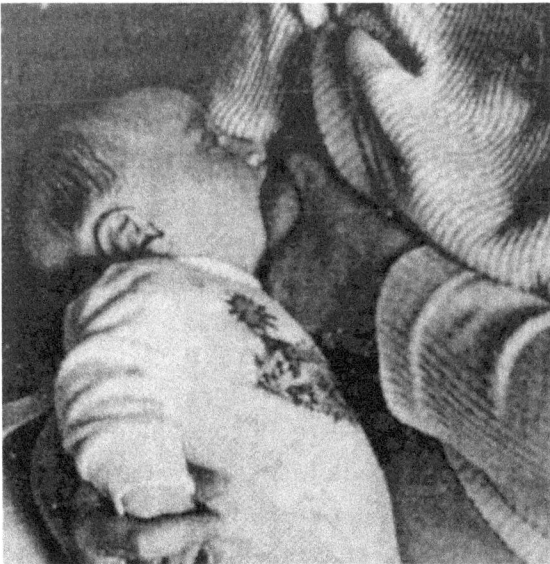

4.9. Dolor de pezones

Aun cuando no haya tensión láctea, las primeras succiones del niño pueden acarrearle un dolor en los pezones, aunque éstos estén bien adentro de la boca. Eso ocurre porque los conductos que atraviesan el pezón están secos y, durante las primeras chupadas, el niño provoca vacío. Cuando empieza a moverse la leche de los conductos hacia afuera, el dolor cesa, porque la misma leche lubrica el pezón y no hay succión en el vacío. Estas molestias de las primeras succiones pueden prevenirse también sacándose una mínima cantidad de leche antes de ponerlo al pecho, con lo cual conseguirá que los conductos que atraviesan el pezón no estén secos.

4.10. La primera mamada de cada día

En la primera mamada del día, cuando usted tiene mucha leche acumulada en los conductos y colectores durante la noche, puede ocurrir que sus pezones estén poco salientes a causa de una cierta tensión láctea y, entonces, su bebé no pueda introducir bien el pezón en la boca. La consecuencia es que va a masticarlo con las encías y esto duele bastante. Por otra parte, el abombamiento de su pecho puede llevar a que el niño tenga poco espacio para respirar y se le haga más difícil mamar, al punto que a veces chupa un poco y enseguida deja el pecho, sofocado.

La forma de prevenir este inconveniente (4.8) consiste en sacarse un poco de leche antes de darle de mamar, para que se ablande la parte anterior del pecho y el bebé pueda prenderse más fácilmente, así como disponer de más espacio para respirar cuando mama. Otra alternativa, como se dijo, es utilizar la "presión reversa de ablandamiento" (4.8).

4.11. Los complementos

Si usted hizo las cosas como corresponde, su leche será suficiente y no necesitará dar complemento alguno a su hijo.

En general, los complementos (agua azucarada, leche en polvo, leche de vaca) son los principales responsables de la disminución de la producción de leche. Creo que a esta altura del libro usted ya sabe por qué, pero igualmente voy a repetirlo: el niño que toma complemento succiona después del pecho con menos vigor porque se le quita el hambre; si el bebé succiona con menos vigor, la madre producirá menos leche.

Para resistir la tentación de dar complemento es bueno que recuerde otras cosas:

1. Si el bebé le vacía completamente los pechos durante una mamada, en la siguiente las glándulas producirán un 20 % más que en la mamada anterior.
2. Si cuando el bebé vacía completamente las dos mamas se queda visiblemente con hambre y usted lo hace esperar en brazos entre quince y treinta minutos, al ponerlo de nuevo al pecho se desencadenará otra vez el reflejo de bajada de la leche. Con esta nueva "yapa" el niño quedará satisfecho y no necesitará complemento.

No le aconsejo que tome sola la decisión de dar complementos a su hijo. Es preferible que lo discuta detalladamente con el pediatra. Él sabrá decirle si es necesario, cuándo y cómo. Recomiendo, cuando está indicado, dar el complemento o suplemento solamente con gotero o cucharita, vertiendo la leche en la parte de atrás de la lengua en pequeña cantidad, cosa que asegura que el niño trague la leche sin escupirla.

Dar leche con gotero o cucharita da más trabajo a la madre, pero la asegura contra el riesgo de que el niño se niegue después a tomar del pecho.

Luego de las primeras seis semanas de vida, cuando resulta necesario dar complemento o suplemento, por indicación médica o porque hay que dar al bebé la leche de la madre en su ausencia, podrá utilizarse biberón: a esa edad el niño ya tiene definida su preferencia por el pecho y no va a acostumbrarse tan fácilmente al biberón (siempre que no le dé más de uno por día).

Hablando de biberones, usted no necesita aprender a prepararlos (higiene, proporciones de la mezcla, etc.) por anticipado, si no sabe si va a necesitados. Si usted lo aprende antes, estará más dispuesta a usarlos y tentada de hacerlo. Es humano.

4.12. ¿Hay que dar agua a los bebés de pecho?

NO. Si el bebé está alimentándose bien al pecho y con buen progreso de peso, no necesita agua. La razón es muy simple: la leche de madre aporta toda el agua que necesita el bebé, aun en días de calor. Si el bebé no aumenta bien de peso, lo que necesita es más leche, y tampoco en este caso agua (5.13.5).

4.13. Situaciones especiales

Son las que de alguna manera modifican los comienzos del amamantamiento.

4.13.1. Si tuvo un bebe por cesárea

Las experiencias de la madre que sufre operación cesárea son realmente diferentes de las de la que tiene un parto normal. En el primer caso, la madre ha sufrido una operación de cirugía mayor y, por ello, el contacto inicial con el bebé y la primera mamada pueden tener una demora que dependerá del tipo de anestesia que recibió la madre, de si la operación fue normal o complicada y de la recuperación y disposición materna para amamantar a su bebé.

La estadía en el hospital o clínica se prolongará entre cuatro y siete días, y la madre dependerá de ayuda extra para el cuidado del bebé, para ponerlo a mamar y para cambiarlo de pecho.

Si la madre ha tenido su bebé por cesárea de emergencia (por cualquier signo de riesgo para el bebé), sus sentimientos después de la operación pueden ser de decepción y frustración, enojo hacia el obstetra y/o su marido, o de culpa. Si ése es su caso, no guarde sus sentimientos, compártalos con ellos; sobre todo, busque pronto contacto con su bebé y amamántelo. Haciendo esto, surgirán en usted sentimientos de dicha que le harán más llevadera la no esperada cesárea.

Si usted sabe por anticipado que será conveniente planear una cesárea, la situación cambia, porque tendrá tiempo para adaptarse emocionalmente a lo inevitable y la oportunidad de planificar con su médico obstetra algunos importantes asuntos referentes a la lactancia. Pregúntele si puede indicar por escrito que en el hospital o clínica donde usted va a estar internada podrá tener al bebé consigo día y noche y aun en horario de visitas.

Además de los beneficios del amamantamiento descriptos en el cap. 1, hay otros que se aplican especialmente a las madres que han sufrido una operación cesárea:

- cuando su bebé succiona de los pechos estimula la contracción uterina y facilita la curación de la herida;
- el amamantamiento une emocionalmente a la madre y al bebé, y esto puede ser muy importante si por el tipo de operación y/o anestesia no pudo realizarse contacto y puesta al pecho tempranos;
- el amamantamiento hace que la madre se sienta competente y completa, con el sentimiento de que a pesar de la cesárea, hay algo importante que ella puede realizar por sí misma.

Actualmente, algunas de las cesáreas se realizan con anestesia peridural. Ella permite a la madre estar lúcida durante la operación y tocarlo o tomar contacto con el bebé apenas nace, así como amamantarlo (¿por qué no?) si alguien le coloca el bebé al pecho.

Si al salir del quirófano usted tiene a su bebé consigo las 24 horas, podrá sin duda conocer sus tiempos de sueño, vigilia y hambre, para así amamantado realmente a demanda. Otra ventaja de la cohabitación madre-hijo es que usted estará segura de que su bebé **no recibe biberones**.

Las medicaciones que suelen indicarse a la madre que ha sufrido una operación cesárea son casi siempre compatibles con el amamantamiento. Para la analgesia es conveniente desechar la aspirina (que favorece la hemorragia) y utilizar el paracetamol.

Las posiciones para amamantar más utilizadas por las madres con cesárea son la sentada inversa y la acostada clásica. Hay madres que consiguen acomodarse bien para dar el pecho colocando al bebé en la posición sentada clásica/ pero eso sí, con interposición adecuada de almohadones.

Las madres suelen preferir la posición acostada para amamantar, porque la consideran más descansada. Para ponerse en posición o para cambiar de lado sin tener que contraer los músculos abdominales, puede agarrar con una mano la baranda lateral de la cama y tirando de ella mover lentamente el cuerpo.

Cuando el apoyo que da el hospital o la clínica al amamantamiento es bueno, usted podrá disfrutar su estadía allí el tiempo recomendado por su médico. En caso contrario, lo que se aconseja es que, no bien usted esté en la mínima buena condición, solicite al médico anticipación del alta. Así podrá atender a su bebé en casa y contar con ayuda para colocarlo al pecho.

Una vez en casa, toda la familia (incluida usted) debe tomar conciencia de que ha sido sometida a cirugía abdominal mayor y debe hacer reposo de veras durante treinta a cuarenta días. Su bebé tiene que estar junto a usted colocado de tal modo que no tenga que contraer sus abdominales cuando lo toma para amamantado. Tenga agua, jugos y algo de alimento a mano, para no levantarse a buscarlos cuando no hay nadie a quien pedírselo. Ate una venda o soga larga a la baranda de los pies de la cama para tirar de ella cuando necesita sentarse o bajarse de la cama para ir al baño. Organice a su familia para que todos ayuden un poco con la higiene del bebé, la limpieza de la casa, las compras, la cocina y el tiempo de las visitas. Estas serán bienvenidas si aceptan la consigna de que deben unirse eficazmente al batallón de ayuda.

Una alimentación correcta y un eventual aporte de vitaminas indicadas por su médico la ayudarán a sentirse bien y a lograr una reparación más rápida de sus tejidos.

4.13.2. Si tiene un hijo prematuro

Consulte con los médicos las posibilidades de amamantado. En general, si el niño pesó dos kilos o más al nacer, va a poder recibir el pecho casi desde el comienzo. Pero si el niño pesa menos de dos kilos al nacer, puede ocurrir que no tenga buen reflejo de succión y deglución, necesitando por ello alimentación por sonda (e irá por cierto a incubadora). En este caso, que representa una indicación médica especial, su leche no será descartada (dado que es un excelente alimento y proporciona defensas a su hijo), sino que quizá será complementada con otros nutrientes a criterio de los médicos. Usted tendrá que extraerse la leche cada dos o tres horas para que sea suministrada al bebé. Quizá tenga que hacer esto varias semanas y usted necesitará apoyo para no desanimarse. No dude en buscarlo decididamente.

El nacimiento de un prematuro es un impacto muy importante especialmente en la madre y, por lo tanto, la tendencia moderna es que los centros de atención de prematuros brinden un gran apoyo a los padres de estos niños. Actualmente se da mayor participación a los padres en el cuidado de los prematuros. Un ejemplo de esto son las prácticas del sector de prematuros del Hospital Municipal Materno Infantil Ramón Sardá de la ciudad de Buenos Aires. Las madres tienen comodidades para quedarse a dormir en el hospital si lo desean y así estar más cerca de sus bebés prematuros. Tienen entrada irrestricta a la sala, así como los papás. Ambos tienen acceso a la planilla de alimentación y están atentos a lo que pasa con su bebé. Se los estimula a tomar contacto visual y táctil precozmente con su bebé prematuro. Los recién nacidos prematuros, igual que los de término, ven. Sólo que están despiertos poco rato. **Cuando tienen buena interacción visual y táctil con sus madres. los prematuros progresan rápidamente**.

Por último, en la sala de prematuros del hospital mencionado, se observa que espontáneamente unas madres ayudan a otras, así como reciben la atenta y solícita colaboración técnica de las enfermeras y médicos. Allí, como lo suele decir el Dr. Alfredo Miguel Larguia, los protagonistas son los bebés prematuros y sus padres. Los profesionales están para ayudar. La lactancia al pecho puede estimularse mejor en un ambiente como el descripto. La adaptación a la succión del pecho toma algún tiempo a los prematuros, pero para la madre todo será más fácil cuando haya estado en contacto precoz y frecuente con su hijo, haya participado de su cuidado y haya tenido oportunidad de recibir ayuda de otras madres expertas en prematuros, así como del personal técnico.

Es posible **preparar al bebé para la succión del pecho** mientras está siendo alimentado por sonda. Para ello hay dos sencillos recursos. El primero es el método de la "mamá canguro", que consiste en que un bebé en condición estable puede ser sacado de la incubadora (en una temperatura ambiente de 26 grados centígrados) y ser sostenido por su mamá en posición vertical, piel contra piel entre los senos maternos. El bebé está sólo en pañales y debajo de la blusa o camisa de su madre.

El segundo recurso consiste en facilitar al bebé (cuando esté en condiciones) la succión, sea de un dedo o del pecho materno previamente vaciado, mientras está recibiendo el alimento por la sonda. Los más rápidamente.

¿Cómo saber cuándo su bebé está listo para comenzar a alimentarse del Pecho? Los criterios actuales más importantes para saberlo son:

- condición estable del bebé y buena regulación de la temperatura fuera de la incubadora;
- buena tolerancia a la leche suministrada por sonda;
- habilidad para coordinar succión y deglución.

Cuando comience a probar poner al niño al pecho (sin extraerse previamente la leche) comenzará, con una o dos puestas al pecho el primer día, para observar la conducta del bebé. Es normal que las primeras veces el bebé lama el pezón, chupetee débilmente y en salvas muy breves, con pausas largas. **Déjelo venir, no lo apure**. G. Gotschi dice al respecto: "Al inicio, la lactancia requiere mucha paciencia y mucho tiempo. Es un proceso de aprendizaje para los dos, y usted puede sentirse torpe y frustrada. Seguramente pasarán varias sesiones antes de que el bebé se prenda y coma bien. Sea paciente y disfrute de sostenerlo, y continúe ensayando. Esta es la parte más difícil, la lactancia será más fácil después. La privacidad y el silencio son de gran ayuda. Su hospital puede tener un cuarto aislado donde pueda amamantar o puede pedir un biombo o cortinas. Necesitará un asiento con brazos y varias almohadas. Es posible que quiera masajear los senos antes de iniciar para estimular el reflejo de bajada. Unas gotas de leche en el pezón pueden ayudar al bebé a agarrarse".

Hay dos **posiciones** muy aptas para amamantar a un bebé prematuro. Una es la **sentada inversa**, que describí en el cap. 4.

Esta posición permite, como se muestra en la fotografía 7, sostener la cabeza del bebé con la mano del mismo lado que se está amamantando, y da mayor posibilidad de mirar la cara de su bebé frente a frente. La otra es la posición llamada **transicional** (ver fotografías 13 y 14). El bebé está sostenido por el brazo opuesto al pecho que se ofrece, el antebrazo sostiene la espalda, mientras que la mano abarca por atrás el cuello y la base de la cabeza, colocando los dedos índice y pulgar sobre las orejas. No debe sostenerse el occipucio, pues la presión en esa zona produce un reflejo de hiperextensión hacia atrás, alejando al niño de su madre. El pecho es sostenido con la mano del mismo lado, abarcándolo con cuatro dedos por debajo y el pulgar por arriba.

Esta posición permite (como en la sentada inversa) contener bien la cabeza del bebé con la mano para evitar que se bambolee y se desprenda del pecho.

El bebé prematuro a veces no abre bien su boca, por lo que usted puede ayudarlo bajándole el mentón al mismo tiempo que dice "abre". Cuando atraiga al bebé hacia el pecho y él cierre la boca, usted notará que toma con ella menos aréola que el bebé de término. Eso es normal, porque los prematuros son más pequeños y su boca también.

Fotografía No 13: *Posición transicional*

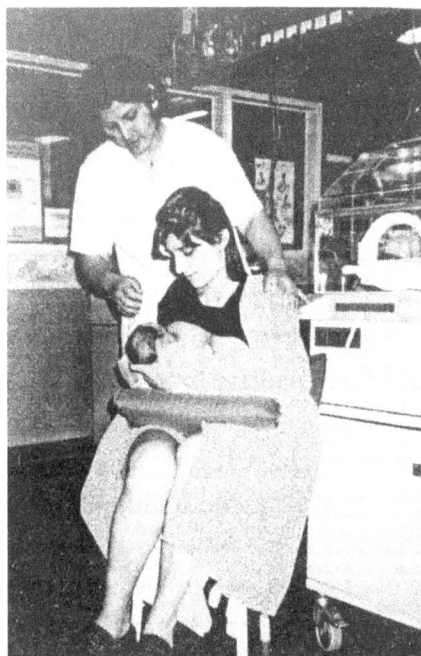

Fotografía No 14: *Posición transicional (detalle)*

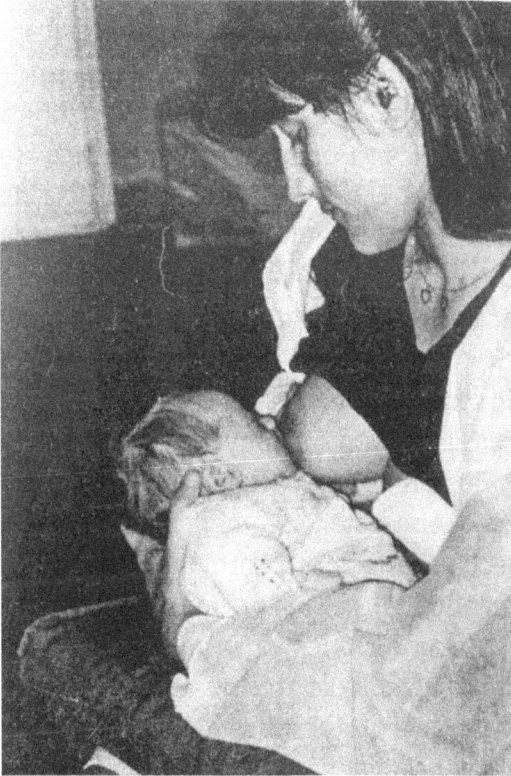

Hay una serie de recursos con el objetivo de facilitar el aprendizaje del prematuro para succionar adecuadamente de pecho materno. Uno es que usted se extraiga un poco de leche del pecho que va a utilizar, como para ablandar la zona de la aréola y facilitar con ello la toma del pezón por el bebé, al mismo tiempo que esta estimulación táctil que usted realiza hace venir más pronto la segunda leche. Otro recurso es que usted aprenda a realizar la "Compresión del pecho" (4.3) cuando el bebé mama, como para que la leche que usted exprime directamente en la boca del niño lo estimule a mamar. Cuando el bebé necesita complementar las mamadas, piense primero en su propia leche, extraída en horas de mayor producción y conservada en la heladera. El complemento es preferible darlo con gotero o cucharita, o con vasito. Este se usa de rutina en la Clínica Espora en Adrogué. El Dr. Héctor Carrillo explica su empleo: "En nuestra clínica, como no hay residencia de madres, los prematuros son alimentados a pecho y cuando la madre no está, con vasito, con excelente tolerancia. La técnica es muy simple. El prematuro, por su hipotonía natural, tiende a hundirse en los brazos del operador dificultándose la alimentación, por lo que se aconseja esta posición: el niño es apoyado semisentado en un almohadón y sostenido con la mano y el antebrazo izquierdo. La cabeza debe estar levemente tirada hacia atrás. La mano derecha sostiene el vasito por su base con la punta de los dedos, para hacer más suaves los movimientos. En estas condiciones se arrima el borde del vaso a la boca del bebé, tocando al mismo tiempo su labio inferior y su lengua (ver fotografías 15 y 16). Casi inmediatamente el niño comienza a hacer movimientos de chupeteo con la lengua, y al verterle suavemente el líquido efectúa degluciones coordinadas con la respiración. El bebé regula el flujo de leche con movimientos oclusivos de la lengua, lo que le permite hacer pausas y descansar. Vierta, lentamente, un poco de leche cada vez. Dele tiempo para que trague. Déjelo descansar entre sorbos. La deglución en la alimentación con vasito tiene algunas características que la distinguen del pecho y la mamadera: generalmente presenta un chasquido característico producido al despegar lengua del paladar, al no interponerse el pezón o la tetina entre ambos. Además, suele perderse algo del líquido por los costados de la boca, situación que se mejora al adquirir práctica la enfermera o la madre. También el recién nacido necesita entrenarse: en los primeros intentos el niño suele derramar más leche que a posteriori.

Fotografía No 15: *Alimentación con vasito*

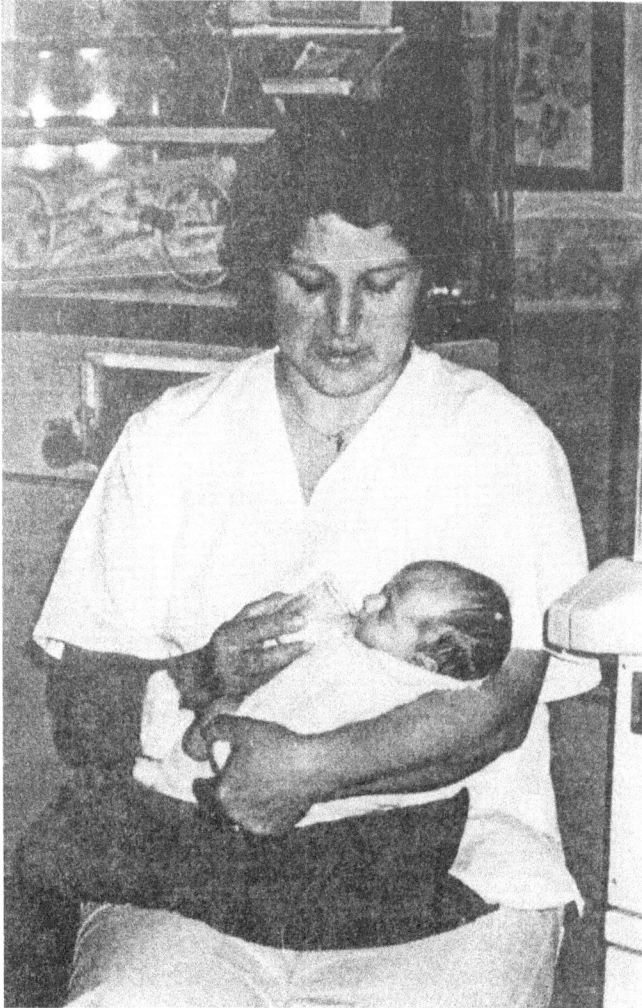

Fotografía No 16: Alimentación con vasito (detalle)

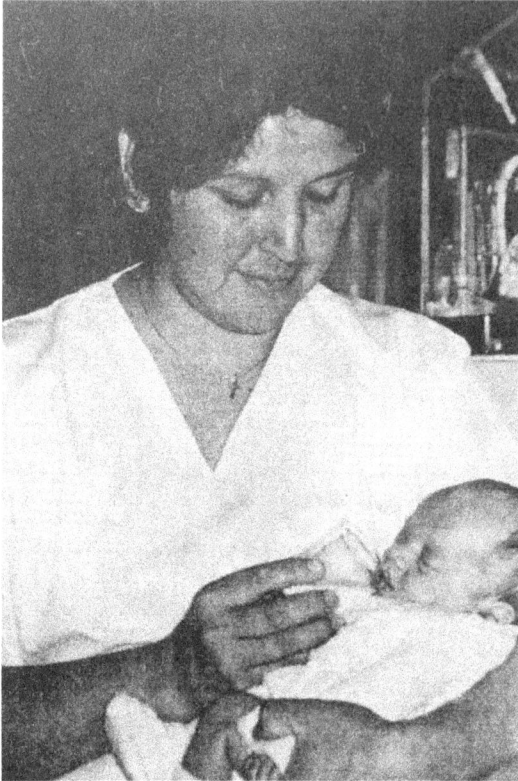

La duración del procedimiento depende enteramente del niño, aun cuando no es mayor que el tiempo que se necesita con el biberón.

El proceso continúa hasta que el niño retira el vasito empujándolo con la lengua, o se duerme.

He utilizado distintos tipo de «vasitos»: el envase de plástico de los rollos de fotos, los medidores de remedios en forma de tacita o los Flexidosis®, la tapa de una mamadera, los vasos para jugos, y últimamente, un envase que se utiliza en los laboratorios bioquímicos llamado vaso de precipitación, que tiene las siguientes ventajas: es de vidrio resistente a la esterilización, tiene pico que facilita la alimentación del bebé, y está graduado."

Sin duda que éstas orientaciones no han de resultarle suficientes para lograr un amamantamiento exitoso de su bebé prematuro, y usted necesitará, como dije antes, ayuda de madres y profesionales expertos.

4.13.3. Si tiene un niño con síndrome de down

Además de los beneficios del amamantamiento mencionados en el cap. 1, hay otros que se aplican especialmente a los bebés con síndrome de Down:

- Los bebés con este síndrome son más propensos que los demás a padecer infecciones respiratorias e intestinales. Con el amamantamiento estarán más protegidos.
- El amamantamiento mejora y perfecciona el desarrollo mandibular y la coordinación de la lengua, sobre todo cuando dura más de un año. Esto es esencial en los bebés con el síndrome, porque ellos tienen tendencia a hipotonía de la lengua, que se corrige con el amamantamiento.
- El intenso contacto piel a piel que implica el amamantamiento es un poderoso estímulo para el desarrollo madurativo de estos niños.

De acuerdo con las orientaciones de N. Mohrbacher y J. Stock, cabe señalar que el amamantamiento de los niños con síndrome de Down tiene varias peculiaridades que la madre debe conocer para poder amamantar exitosamente a su bebé:

1. El bebé probablemente es plácido y dormilón, tiene bajo tono muscular y succión débil. Esto conlleva pocas mamadas poco efectivas, cuya consecuencia es el escaso aumento de peso. La única forma de prevenir o corregir esta dificultad es despertar a su bebé cada dos horas. Para esto, aproveche los momentos de sueño ligero (que se percibe cuando él se mueve dormido), apoyándolo en su falda y doblándolo hacia usted suavemente varias veces. Cuando se despierte, estimúlelo y póngalo a mamar

2. Llévelo en brazos todo lo que pueda, y cuando no pueda, que sea con mochila. Esto le proveerá de una excelente estimulación.

3. Durante las primeras semanas, colóquelo al pecho sobre almohadas para que esté horizontal. Las posiciones más útiles son las de sentada clásica, sentada inversa y transicional.

4. Cuando su bebé se atraganta muchas veces (cosa frecuente por la hipotonía de su lengua), puede utilizar la posición australiana para amamantado.

5. En los primeros días, asegúrese de que su bebé abra bien la boca antes de prenderlo al pecho. Si no lo hace, ayúdelo bajándole el mentón con un dedo.

6. Si su bebé empuja hacia arriba o hacia afuera con su lengua, puede entrenarlo para que la mantenga baja por medio de un sencillo ejercicio previo a la puesta al pecho, que consiste en lo siguiente:
   - ponga el dedo índice en la boca del bebé, con el lado de la uña presionando suavemente sobre la lengua;

- deje el dedo en esa posición durante medio minuto mientras el bebé succiona;
- rote ahora el dedo para que el pulpejo quede sobre la lengua y empújela hacia abajo mientras retira lentamente el dedo de la boca;
- repita este ejercicio varias veces antes de prender el bebé al pecho.

7. Si las mejillas del bebé se ahuecan mucho cuando está mamando, ello significa que está esforzándose por mantener firme su mandíbula. Ayúdelo colocando su mano libre en posición Dancer, como se muestra en la fig. 4-7. Allí se ve que el pecho es sostenido desde abajo por los tres últimos dedos de la mano, mientras el índice y el pulgar rodean la mandíbula del bebé para contenerla y guiarla. Con esos dos dedos se puede bajar y subir la mandíbula cada tanto, transmitiendo al bebé el mensaje de cómo quiere usted que mame.

Figura N° 4-7: *La posición de la mano Dancer ayuda al lactante con movimientos mandibulares excesivos (aleteantes) al estabilizar el maxilar inferior*

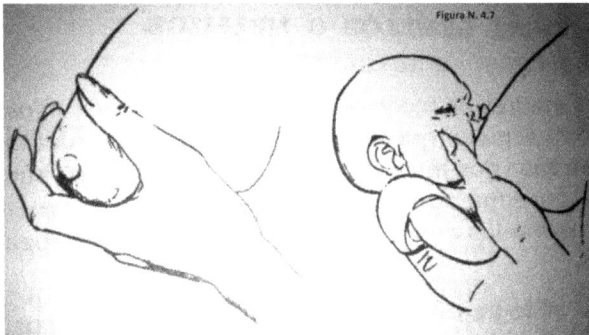

8. Muchos bebés con síndrome de Down tragan mucho aire cuando maman. Haga eructar con frecuencia a su bebé.
9. Si a pesar de ser amamantado frecuentemente su bebé gana menos de 120 gramos por semana, usted puede reforzar su alimentación suministrándole con vasito la leche gorda que logre extraerse después de cada mamada.

Es difícil amamantar a un bebé con síndrome de Down, pero con paciencia logrará que gane fuerza y tono muscular, y entonces el amamantamiento será más fácil. Mientras tanto su bebé estará disfrutando de los extraordinarios beneficios que el amamantamiento le ofrece, a la vez que usted verá que se consolida día a día su vínculo afectivo con él. En las etapas difíciles del comienzo del amamantamiento, el apoyo de una madre experta puede ser vital para lograr éxito.

4.13.4. Si tiene gemelos o mellizos

Son numerosas las madres de mellizos que han criado a sus hijos al pecho. Algunas han conseguido que los horarios de ambos fueran coincidiendo y les daban a los dos al mismo tiempo. Otras madres han preferido dar a cada uno por separado para que recibieran un trato más individual. Y otras alternaban los dos sistemas: unas veces les daban juntos, otras separados.

De cualquier forma se lograron crecimientos adecuados, lo cual indica que la producción de leche aumentó ante la mayor demanda. Como dije antes y no me cansaré de repetirlo: el principal estímulo de la producción de leche es la succión, y la madre que tiene dos bebés que succionan, produce más leche. Ahora bien, como suele ocurrir que un pecho produce más que otro, conviene que dé a cada niño en forma alternada los pechos, para que ambos bebés puedan tomar del que produce más.

El problema de las madres de mellizos (o trillizos) no es la producción de leche, sino el tiempo. Para descubrir cómo resolver esta cuestión, lo mejor que puede hacer usted es pedir consejo a madres que han amamantado mellizos. Ellas le enseñarán trucos para arreglárselas.

CAPÍTULO 5
EN CASA

Llegar a casa produce sentimientos de seguridad y alegría. Allí está su mundo, donde usted dispone de las cosas y de lo que hay que hacer según su propio criterio.

Pero ahora hay alguien más. Esto es especialmente percibido por las primerizas. Nunca más como era antes, porque ya no va a disponer tan libremente de su persona como en la larga luna de miel que duró hasta el nacimiento del primer hijo. Sin embargo, con el embarazo y el parto usted ha madurado, y seguirá madurando al completar plenamente su alta misión de madre amamantando a su hijo.

Toda maduración implica abandonar ciertas cosas para alcanzar otras mejores. Implica decisión y sacrificio, y produce lo que me gusta llamar crecimiento interior.

5.1. Cuando tiene otros hijos

Si tienen edad para comprender, conviene que los vaya preparando antes del parto para que sepan de una manera sencilla que va a amamantar al nuevo hermano.

Cuando esté en casa, no debe esconderse para dar el pecho al bebé, sino todo lo contrario: llame a los chicos cuando lo amamante, sobre todo, las primeras veces. Harán preguntas simples, fáciles de contestar. A veces, algún hijo pequeño pedirá que le dé a él. Pues dele tranquilamente porque no va a gustarle y se le quitará la curiosidad.

Cuando le parezca que se ponen muy celosos téngalos cerca jugando o leyéndoles un cuento mientras amamanta. CAROLA tuvo a GLORIA cuando ALEJANDRO tenía dos años y ocho meses. Como ALEJANDRO decía que GLORIA no lo quería, CAROLA dijo a ALEJANDRO: "Vas a ver cómo te quiere GLORIA, pues te va a dar un beso". Cuando ALEJANDRO acercó la mejilla a la cara de GLORIA, ésta rotó la cabeza hociqueando y "besó" a su hermano. Este quedó fascinado, y, desde entonces, no se separaba de su hermana. Recomendé la experiencia de CAROLA a muchos padres, con excelente resultado, siempre con hermosas variantes individuales. Una madre me dijo: "Mi hijo mayor, cuando hice la prueba del beso-hociqueo, aceptó que su hermanito lo quería, pero no quiso repetir frecuentemente la experiencia porque, según él, le daba besos sucios".

5.2. ¿Previó ayuda?

Su casa y sus otros hijos (si los tiene) no la agobiarán si tuvo la previsión y oportunidad de conseguir, antes del parto, ayuda de familiares o amigos, especialmente para las primeras tres o cuatro semanas después del parto.

Es importante que cuente con esa ayuda porque en las primeras semanas tiene que descansar del parto y realizar un trabajo de adaptación mutua con el niño.

Pero si no consigue ayuda de ninguna clase no se desaliente, porque puede simplificar todo realizando sólo las tareas más impostergables, de tal forma que pueda contar igualmente con tiempo para amamantar a su hijo.

Sobre este asunto, la señora ELENA me dijo en una oportunidad con gran seguridad: "Se puede amamantar igual siendo pobre, con seis hijos y sin mucamas, al menos ésta fue mi experiencia".

5.3. El primer día en casa

Es bastante difícil que el primer día en casa no sea un poco agitado. Los hijos están excitados, y si no los tiene, de cualquier manera suelen llegar parientes o amigos sin que los invite. Eso es natural y loable en ellos, pero le aconsejo que en lo posible trate de posponer algunas visitas (avisando de antemano) para unos días después. Al principio, le conviene estar con aquellos que realmente pueden ayudarla y a los que usted no tenga que atender. Así, las cosas serán más fáciles.

5.4. Su marido (esto es para él)

Su marido la atendió cariñosamente durante los períodos molestos de su embarazo, la acompañó durante la estadía en la maternidad y comprende el significado y los beneficios del amamantamiento (lea los dos primeros capítulos de este libro).

En las primeras semanas en casa y durante todo el tiempo que dure el amamantamiento, podrá ayudarla mucho en la casa y especialmente con sus otros hijos.

5.5. Usted

Es la persona más importante de todas, porque es la más importante para el bebé. Por lo tanto, cuídese, mímese un poco.

Necesita descansar del parto algo más de un mes. Durante ese tiempo, su ritmo de vida no puede ser el mismo que tenía antes de quedar embarazada.

Duerma todo lo que pueda, duerma siestas (aunque sean cortitas).

Olvide obligaciones y deberes que sean postergables.

Las cosas no son importantes, las personas sí. Y usted lo es.

5.6. Su alimentación durante la lactancia

En 3.8 dije que durante el embarazo usted notaría un aumento de su apetito. Lo mismo ocurre durante la lactancia. Es la forma como la naturaleza también avisa que debe incrementar su alimentación en un 25 % sobre una dieta normal. Si sigue su apetito es muy probable que el incremento mencionado quede asegurado. ¿A qué está destinado ese 25 % de más? A proveer parte de los nutrientes y energía necesarios para la producción de leche. Otra parte será provista por la grasa depositada en su cuerpo durante el embarazo (1.1). Es por ello que, aun comiendo un poco más que cuando no amamanta, usted notará que a partir del segundo o tercer mes después del parto comenzará a bajar de peso. La mayoría de las mujeres recuperan su peso anterior al embarazo (cuando amamantan) entre el sexto y noveno mes después del parto (¡comiendo por 1 y ¼!).

Pero hay mujeres que no bajan de peso mientras amamantan. Ello puede deberse a muchas causas, pero una que he visto con frecuencia es la sobrealimentación "para tener más leche". Hay mujeres que sinceramente creen eso. Pues están equivocadas. La producción de leche depende fundamentalmente de la frecuencia de las mamadas, de la intensidad de la succión del niño y de la tranquilidad de la madre. La mujer que amamanta tiene más apetito porque tiene que suplir en parte lo que pierde por la leche. Pero si come para tener más leche seguramente seguirá comiendo aun cuando esté saciada y, como resultado, engordará.

En el otro extremo, he visto madres que no se conformaban con la idea de recuperar el peso preembarazo al sexto o noveno mes y hacían régimen para adelgazar por su cuenta. El resultado solía ser que, si seguían amamantando, se debilitaban. Es posible hacer régimen durante la lactancia, pero con riguroso control médico.

Los alimentos básicos más apropiados durante el amamantamiento son los mismos que mencioné para el embarazo, y son también válidas las recomendaciones que hice sobre las cantidades de algunos de ellos, a fin de asegurarse un aporte adecuado de proteínas, minerales y vitaminas.

¿Qué comidas evitar durante la lactancia? En general, su experiencia se lo enseñará. Lo que cae mal a ciertos niños, a otros no les hace nada. Algunos niños tienen cólicos o gases por veinticuatro horas cuando la madre come cebollas, ajo, repollo, nabo o brócoli. La lista es más larga, pero vuelvo a lo que dije al principio: su experiencia será mejor consejera que yo. Cuando una verdura, fruta o condimento causa estos trastornos al bebé, suspéndalo. Si le quedan dudas, luego de unos días de no ingerir el probable causante de gases o cólicos, vuelva a probarlo. SI el niño tiene gases, estará segura de que ese alimento es el causante y tendrá que suprimirlo definitivamente mientras lacta. Si usted no quiere molestar al niño con pruebas, pues no las haga, y suspenda directamente el probable causante de los cólicos.

¿Laxantes? Puede usar tranquilamente laxantes salinos (tipo leche de magnesia), aceite mineral, laxantes con sen, o salvado. Personalmente, prefiero y recomiendo a las madres este último, que es un verdadero y eficaz laxante natural.

¿Hay que tomar más líquidos para tener más leche? NO. Esto puede transformarse en una obsesión y en una práctica molesta para usted. Tomar más líquidos no aumenta la producción de leche. Lo que sucede simplemente es que las madres que lactan tienen más sed. Beba líquido en la medida en que sienta sed. Es aconsejable que tome preferentemente agua. Si ingiere infusiones, tienen que ser muy diluidas. Si toma bebidas alcohólicas, procure que sean de baja graduación, por ejemplo, cerveza o vino (a éste conviene rebajarlo con agua o soda).

Las madres fumadoras observan que tienen menos deseos de fumar cuando amamantan Ello se debe a que el acto de amamantar es un elemento relajante y ansiolítico de por sí. Es aconsejable no pasar de cinco cigarrillos diarios y **no fumar donde está el bebé**, y menos que menos cuando se le está dando el pecho.

5.7. ¿Cómo es su hijo?

Durante las primeras semanas, y a veces desde los primeros días, su hijo mostrará una forma particular y única de ser, que se manifiesta también claramente en la manera de comer. Usted va a adaptarse rápidamente a su modo de ser y podrá hacer una pareja de amamantamiento perfecta. Hay varios tipos de bebés que han sido descriptos por varios autores. Le resumiré aquí los que se ven con más frecuencia.

Los hay hambrientos, llamados también "barracudas", que parece que se pasarían todo el día chupando y firmemente. Son los que toman pronta y vigorosamente el pezón y chupan enérgicamente en forma continua de diez a veinte minutos.

Los hay dormilones (yo los llamo "vagos"), que comen sin aparentar tener mucha hambre y duermen apaciblemente entre las comidas.

Hay chicos degustadores, que entre varias chupadas o antes de empezar a chupar en forma consistente pareciera que probaran el gusto de la leche en su boca chasqueando los labios.

Hay otros que se cansan de chupar y paran cada tanto. Son los pausadores.

Existe un tipo de bebé que funciona literalmente como un reloj despertador. Piden de mamar con horario regular y se mantienen invariablemente así. Hasta son regulares con sus evacuaciones.

Y están los bohemios. Sus horarios y apetito son totalmente impredecibles.

Es cuestión de conocerlos, pero es interesante señalar que todos estos chicos, en definitiva, progresan bien siempre que la madre se adapte de alguna manera al modo particular de su hijo.

5.8. Las primeras seis semanas

Son tan importantes para el éxito del amamantamiento como los primeros días.

Es un período de compaginación mutua, en el cual el hijo aprenderá a extraer la leche de los pechos de su madre adecuadamente, a medida que van aumentando su apetito y fuerzas. También sus bajadas de leche aumentarán en la medida en que su hijo succione más y más vigorosamente. Es automático.

Pero durante este tiempo hay un sinnúmero de situaciones que yo llamaría "fisiológicas", que son erróneamente interpretadas por muchas madres, al punto que muchas de ellas abandonan el amamantamiento antes de que el bebé tenga cuarenta y cinco días.

Por esta razón voy a poner especial énfasis en una serie de consejos prácticos para prevenir o solucionar pequeños o grandes problemas que pueden presentarse en esta etapa:

5.8.1. "Se me ablandaron los pechos"

Los pechos blandos producen más leche que los pechos duros. Algunas mujeres, al llegar a la segunda o tercera semana, observan que los pechos ya no están "llenos" como antes cuando llega la hora de la comida del niño. Interpretan por ello que ya no tienen más leche. No es así. Lo que sucede es que en las dos primeras semanas (especialmente en las madres primerizas) hay una moderada congestión sanguínea en los pechos, la que agregada a la normal acumulación de la primera leche entre mamadas, **da la sensación de pecho lleno**. Cuando la congestión sanguínea desaparece, la glándula se ablanda, pero sigue produciendo y acumulando la primera leche entre mamadas normalmente, así como también la segunda leche cuando el niño succiona. **En realidad, a partir de la segunda o tercera semana, cuando se ablandan los pechos, las glándulas mamarias están en las mejores condiciones de trabajar bien.**

5.8.2. "Tengo leche aguada"

Esta es una frase muy escuchada, que lleva a muchas mujeres a dar complemento para "alimentar" al bebé. Las mujeres que dicen esto han observado la leche que sale al apretarse el pecho antes de dar de mamar al bebé. Pero ignoran que **la primera leche de todas las mujeres es aguada**, así como suelen ignorar que tienen una segunda leche que es gorda.

Algunas mujeres creen que pueden tener una leche de calidad inferior a la de otras mujeres. Los estudios de los últimos años han demostrado que eso no es cierto: la composición de la leche de infinidad de mujeres estudiadas ha demostrado tener variaciones tan mínimas, que puede afirmarse que **la leche de mujer es siempre de buena calidad**.

5.8.3. "No me chorrea más leche"

Hay mujeres que a las tres o cuatro semanas de nacido el niño notan que no les chorrea más leche de un pecho cuando el bebé está mamando del otro. Interpretan equivocadamente que se están quedando sin leche. Lo que ocurre simplemente es que las fibras musculares que hay alrededor del pezón han adquirido más fuerza y no dejan escapar tan fácilmente la leche cuando se produce la bajada. En esta etapa de la crianza es posible que usted comience a sentir la bajada de la leche, como expliqué en 4.7.

5.8.4. "Tengo poca leche a la tarde"

En las primeras mamadas del día la bajada de la leche suele ser abundante y fuerte, lo cual hace que al haber un flujo muy rápido de leche, el niño se atragante con mayor facilidad que en otras mamadas del día. Cuando note eso, puede interrumpir un momento la mamada, sacarse un poco de leche hasta ver que fluye más lentamente y entonces colocar nuevamente al niño al pecho.

También el hecho de que las bajadas de leche de la mañana sean más importantes favorece que el niño duerma más tiempo entre mamada y mamada (alrededor de cuatro horas). En cambio, las bajadas de leche de la tarde y la noche suelen ser de menor volumen y ello explica que los intervalos de sueño a esas horas sean a veces más cortos (alrededor de tres horas). Pero hay mujeres en las que la diferencia de volumen de las bajadas de leche de la mañana y las de la tarde es muy notoria, hasta el punto que en las últimas horas del día y aun en la noche el niño llora de hambre cada hora u hora y media. La primera vez que sucede esto los padres tienen una natural alarma y consternación y pueden llegar a la conclusión de que sería conveniente dar al bebé un biberón de complemento de leche artificial. En esta situación ha dado muy buen resultado el siguiente recurso: la madre se saca leche manualmente, volcándola en un recipiente estéril (un tazón hervido y enfriado), después de las tres primeras mamadas del día porque habitualmente en esas comidas sobra leche. Esta puede guardarse en la heladera hasta veinticuatro horas, para darla al bebé (entibiándola previamente) después de la mamada de la tarde o de la noche en que la madre sospecha que el niño va a quedarse con algo de apetito. Si el hijo tiene menos de seis semanas de vida, este "complemento" de leche materna debe darse en lo posible con cucharita.

Hay madres que utilizando este recurso han conseguido que el niño duerma mejor de noche. Pero lo interesante resultó ser que también dichas madres durmieron bien de noche, y sus bajadas de leche del atardecer y de la noche aumentaron por estar más descansadas. El resultado final fue que necesitaron dar ulteriormente cada vez menos complemento de su propia leche al hijo. Hay otros dos recursos que han demostrado dar excelente resultado. El primero, que puede utilizar aun estando sola, consiste en realizar siete veces una inspiración profunda, expirando luego lentamente soplando con los labios semicerrados. No lo haga más de siete veces porque marea. El resultado de este recurso es una relajación que facilita la bajada de la leche. El segundo recurso necesita el concurso de alguien de su casa, que le haga masaje firme con los índices y pulgares en todo el recorrido del músculo trapecio, entre los omóplatos y encima de ellos hasta los hombros y la nuca. Este masaje desencadena fácilmente la bajada de la leche. Estos dos recursos descriptos dan muy buen resultado cuando se aplican al comenzar la mamada.

5.8.5. "¿Por qué mi bebé no puede mamar cada cuatro horas?"

Se han arraigado tanto los patrones culturales de la alimentación artificial, que algunas mujeres pretenden que su niño mame cada cuatro horas a poco de haber nacido. Esto no tiene nada que ver con lo natural, porque como expliqué cuando hablaba de horarios (4.4), la digestión de la leche materna es rápida y el niño tendrá hambre normalmente entre dos y tres horas después del comienzo de la comida anterior. Excepcionalmente un niño que mama reclama comida con regularidad cada cuatro horas. Las madres que tienen un niño así pueden verse beneficiadas con la ventaja de un horado tal; pero no deben sorprenderse si el día menos pensado el bebé empieza a pedir de mamar más seguido (5.8.6 y 5.8.7).

5.8.6. Los "ataques de hambre"

Los ataques de hambre de los niños amamantados no son raros.

Pueden ocurrir cuando la madre vuelve a casa de la maternidad, cuando el bebé tiene quince días, cuando tiene cuarenta y cinco días, o cuando tiene tres meses. Pero también pueden ocurrir en cualquier momento. Consisten fundamentalmente en que un niño que tomaba más o menos con un horario "razonable", por ejemplo, cada tres horas, empieza a pedir sistemáticamente cada hora y media o cada dos horas. Esta situación puede ser interpretada por las madres, parientes o amigas como que la madre que lacta está quedándose sin leche. **Lo que ocurre, simplemente, es que el niño crece y necesita más. Esto lo soluciona pidiendo más seguido unos días hasta que provoca bajadas de leche más abundantes.**

Luego todo vuelve a como era antes y no pide tan seguido porque consiguió lo que quería: hacer producir más leche a su madre.

Si usted reconoce estos episodios como un sencillo recurso de la naturaleza para programar su producción de leche, no se angustiará y, simplemente, se pondrá en disponibilidad para dar el pecho a su hijo más seguido hasta que él consiga lo que necesita.

5.8.7. "Mi bebe es un santo, come cada cuatro o cinco horas y duerme todo el tiempo"

Hay bebés muy dormilones que además maman despaciosamente. Si aumentan bien de peso, no hay que hacer nada. Pero algunos de ellos aumentan poco peso (5.13.5). El procedimiento en estos casos debe ser que usted tome la iniciativa y despierte a su hijo cada tres horas para darle el pecho. Hay una maniobra sencilla para despertar a un bebé que duerme con un sueño ya no tan profundo: siéntelo sosteniéndolo con una mano en la espalda y la otra en el pecho, sujetando la cabeza con el dedo índice de una mano en el mentón y el índice de la otra mano en la nuca. Ahora incline a su bebé unos cuarenta y cinco grados hacia adelante y vuélvalo a enderezar, lentamente, varias veces, hasta que abra los ojos. Cuando esté profundamente dormido no va a despertarse con esta maniobra; en ese caso, déjelo dormir y espere media hora para repetir la maniobra otra vez, si todavía no despertó espontáneamente.

5.8.8. "Mi hijo llora siempre a poco de terminada la mamada"

Si su hijo se pone a llorar poco después que terminó de mamar puede ser por apetito, pero esto es lo excepcional. Habitualmente hay otro problema, y usted aprenderá rápidamente a reconocer el tipo de llanto cuando su bebé quiere que lo cambien porque está sucio, cuando tiene un retorcijón y está por eliminar un gas o por mover el vientre, cuando tiene un eructo atrancado (valga la simpleza), o cuando simplemente quiere que lo alcen. Si la causa del llanto fuera verdaderamente apetito, no le dé biberón. Recuerde lo dicho en 4.5 en cuanto a bajada de la leche: el reflejo de bajada puede funcionar nuevamente si es provocado por la succión del bebé unos quince a treinta minutos de terminada la mamada anterior. Con este "bonus" de su propia leche el niño quedará satisfecho.

5.8.9. "El bebé me pide de noche varias veces. ¿no tendré poca leche?"

Los niños de pocas semanas suelen necesitar ser amamantados de noche una o varias veces. Eso es completamente normal y no es posible "educarlos". La mejor educación en las primeras semanas se da atendiendo a sus necesidades con prontitud. Suelo decir a las madres que **un bebé pequeño es necesidad pura**. Pero hay bebés que muy pronto duermen un tirón bien largo por las noches, hasta de siete u ocho horas. Si a usted le toca un chico así puede resultarle una bendición, hasta que llega el día en que se da cuenta de que los pechos se le endurecen mucho durante la noche y hasta llega a despertarse con cierto malestar por ello. Es el momento de sacarse un poco de leche manualmente, tanto como para disminuir la tensión y poder dormir tranquila. Por cierto que si el bebé está despierto o usted cree que es fácil despertarlo, puede darle de mamar para aliviar sus pechos.

5.8.10. "Tengo justo para llenar al bebé y ni una gota más"

Esto puede ser interpretado como que la producción láctea corre el riesgo de ser insuficiente cuando el niño necesita más. Al contrario. Conviene que recuerde lo que dije en 4.11: toda vez que los pechos quedan totalmente vacíos después de una mamada, en la siguiente producirán un poco más (20 % más); cuando queda un 20 % de leche en los pechos después de dar de mamar, en la siguiente mamada producirán lo mismo que en la anterior; cuando queda mucha leche después de dar de mamar, en la comida siguiente los pechos producirán menos. Hay sabiduría y economía profundas en la naturaleza.

5.8.11. "No se quiere prender, o se prende y a las pocas chupadas deja y llora"

Esta situación puede realmente angustiar a la madre. Son muchas las causas de rechazo del pecho, y mi consejo es que consulte inmediatamente al pediatra cuando le ocurra eso. A veces no es posible saber por qué, pero no es raro que sea porque bajó la leche muy bruscamente y se asustó con el gran volumen que llega a su boca o, a la inversa, la leche no baja con la prontitud que su bebé quiere. Otras veces la madre ha ingerido alguna comida fuerte unas horas antes (ajo, repollo, cebolla, etc.). El bebé puede haberse acostumbrado a biberones y no se quiere prender al pecho porque cuesta un poco más. O tiene dolor de encías, o una angina o congestión de nariz y garganta. A veces ocurre que el bebé se siente rechazado cuando la madre atiende a otras personas o el teléfono cuando está amamantando, o se asusta cuando la madre grita a sus hermanos. Los bebés de cuatro meses dejan a menudo de mamar porque se distraen con facilidad. Cuando la madre tiene retomo de la menstruación los bebés a veces rechazan el pecho por uno o dos días (no se sabe por qué). Hay bebés que rechazan un solo pecho; esto puede corregirse poniéndolo en posición inversa y aplican do una gota de agua azucarada en el pezón. Si persiste el rechazo unilateral, consulte al pediatra.

5.8.12. "Si comencé con biberones de complemento, ¿puedo volver a darle solamente pecho?"

Hay madres que, mal aconsejadas, comenzaron a dar biberones de complemento. A los pocos días de hacerlo, conversan con alguien que las entusiasma con el amamantamiento y quieren volver a ciar pecho solamente. Hay varios recursos para lograrlo. El más simple es cambiar los horarios. Habitualmente el niño que toma pecho y biberón tiene horarios bastante amplios porque se "llena" mucho. Entonces, lo que debe hacerse es acortar el horario, por ejemplo, de cada cuatro horas a cada dos horas y media, suprimiendo directamente los biberones. El aumento de frecuencia de las mamadas compensará al niño la pérdida de los complementos, pero al mismo tiempo estimulará también en pocos días un aumento de la producción de leche por la mamá. Cuando hace varias semanas que se dan pecho y complemento, volver a dar pecho solamente puede que resulte menos fácil y debe por ello consultarse al pediatra.

5.8.13. "Aumenta una barbaridad de peso, pero llora mucho y le doy seguido"

La sobrealimentación con el pecho, aunque infrecuente, existe y es fácil de detectar y solucionar. Voy a ilustrar esto con un caso visto recientemente: una madre trajo para el control del mes de vida a un niño que había aumentado un kilo de peso en los últimos diecisiete días, tenía el abdomen lleno de gases y lloraba frecuentemente. ¿Qué había sucedido? Interrogando averigüé que lo ponía al pecho cada dos horas porque lloraba mucho, pero a pesar de ello, no lograba calmarlo. Esta madre confundió llanto por gases con llanto por hambre y cayó en un círculo vicioso de amamantamiento frecuente - ingestión exagerada de leche - aumento de gases - llanto por gases - amamantamiento frecuente. Aparte de los gases, el niño había aumentado de peso, como decía la madre, "una barbaridad", lo cual demuestra una vez más que dando de mamar más frecuentemente aumenta la producción lechera. El problema de este niño se solucionó fácilmente indicando a la madre dar el pecho cada tres horas y enseñándole a distinguir el llanto por hambre del llanto por gases. El primero empieza con bajo volumen y va aumentando de intensidad progresivamente en pocos minutos. El segundo es de aparición brusca, de comienzo intenso, con encogimiento de piernas y eliminación de gases.

Woolridge (1988), notó que algunos lactantes, alimentados de ambos pechos en cada comida, experimentaban sobreconsumo de la primera leche, recibiendo grandes cantidades de leche flaca y de lactosa. El sobreconsumo de lactosa causaba deposiciones flojas, acuosas y verdes, gases y conducta colicosa. La mayoría de las madres de estos niños relataron que limitaban el tiempo en cada pecho y/o tenían una fuerte bajada de leche que obligaba a sus bebés a empujar el pecho para evitar atragantarse. Cuando se cambió el patrón de las lactadas, dando un solo pecho más tiempo hasta que quedaran satisfechos, ofreciendo el otro sólo cuando querían continuar, los bebés mejoraron.

5.8.14. "Se me cortó la leche"

Es una frase típica cuando una madre tiene un disgusto grave, una pena profunda o un gran susto. Esta es una consulta de cierta urgencia que plantea dos interrogantes. Primero, ¿qué hacer para alimentar al niño si la leche no baja como antes del episodio emocional traumático? Segundo, ¿la inhibición de la bajada de la leche es permanente y definitiva?

Los dos interrogantes se resuelven habitualmente poniendo al niño a mamar con mayor frecuencia. De esta manera se satisface su hambre al mismo tiempo que se estimula la glándula para que comience a producir nuevamente la segunda leche como antes del episodio traumático. Encarando las cosas así, los efectos de la inhibición de la bajada de la leche desaparecen en uno o dos días. Es importante señalar que en estos casos, la madre debe solicitar atención médica para atenuar o solucionar la situación emocional traumática, sobre todo si ésta tiende a perpetuarse.

5.8.15. Si el bebé es amamantado cada hora y media o dos horas, ¿no se afecta la digestión de la leche recibida en la comida anterior?

La digestión de la leche humana es mucho más rápida que la de otras leches. Hasta en prematuros que pesaban entre 1.300 y 1.800 gramos, a los cuatros días de vida, O'Donnel y colaboradores (1980), comprobaron que el tiempo necesario para que el volumen del contenido gástrico se redujera al 10 % del volumen Ingerido, fue de 62 minutos con leche humana, 106 minutos con una fórmula especial, 123 minutos con Bonalac®, 125 minutos con NAN® y 127 minutos con S26®. No se estudió lo que pasaba con leche de vaca, pero puede presumirse que ésta necesita más tiempo aun para evacuar el estómago.

5.8.16. ¿Hay mujeres que no tienen leche?

Las mujeres que no tienen leche son las nulíparas y las que no ponen a mamar a sus bebés. Cuantas menos veces pongan al bebé a mamar, menos leche tendrán. La producción diaria de leche depende de la frecuencia de las mamadas más que del tiempo que dura cada mamada. Ochenta a ciento veinte minutos diarios de succión, repartidos en diez mamadas, hacen producir más leche y engordar más a los bebés que la misma cantidad de tiempo de succión repartidos en siete mamadas, en los primeros quince días después del parto (De Carvalho y colaboradores, 1983).

La producción diaria no está relacionada con el tamaño de los pechos, sino con la frecuencia de las mamadas (como se dijo), la posición correcta para amamantar, la succión vigorosa del niño, el vaciamiento completo del pecho y la confianza tranquila de la madre. Con respecto a esta última, es conocido que el estrés inhibe el reflejo de eyección láctea por efecto de la adrenalina (contrae los vasos sanguíneos e impide que llegue ocitocina a las células mioepiteliales, a la vez que las relaja). Cuando se inhibe la eyección láctea, el bebé pierde la oportunidad de ingerir 2/3 de la leche que puede producir una mamada, y precisamente de la leche más gorda.

Suelo decir a las madres que si encaran con inteligencia y valor las primeras seis semanas y llegan al final de las mismas dando solamente pecho, estarán prácticamente salvadas del riesgo de abandono precoz del amamantamiento. En mi experiencia, las madres que llegan a los cuarenta días dando solamente pecho pueden seguir amamantando hasta después del sexto mes en un alto porcentaje.

5.9. Deposiciones

Las del bebé que se amamanta exclusivamente suelen ser amarillo oro, de olor ligeramente ácido, blandas, a veces semilíquidas, que salen tipo chisporroteo. Hay mujeres que confunden esto con diarrea. Pueden estar seguras de que no es diarrea si la deposición deja algo de pastosidad en el pañal.

La frecuencia de las deposiciones varía grandemente de niño en niño. Hay algunos que evacúan cada vez que maman. Otros lo hacen una vez hasta cada cinco o seis días. Esto ocurre con algunos bebés después del primer mes de vida. Aunque parezca increíble esto puede ser común, si el niño elimina la deposición sin gran esfuerzo y ésta es de consistencia normal.

"¿Debo cambiar al niño antes o después de mamar?" Con esta pregunta se expresa a veces el temor de que el niño se enfríe si lo cambian después de mamar. Si el ambiente está templado, el niño no va a enfriarse por cambiarlo después de mamar. Muchas veces el lactante pequeño evacúa sus intestinos mientras está mamando. Si lo hace mientras mama del primer pecho, se lo puede cambiar entre el primero y el segundo, lavándose bien las manos antes de ponerlo de nuevo al pecho. Si se queda dormido en el segundo pecho, no tendrá más que ponerlo en la cuna.

5.10. La balanza

La pesada de cada mamada suele ser fuente de ansiedad y frecuente responsable de abandonos del amamantamiento. Es innecesario pesar cada mamada del niño, porque los resultados, al ser muy variables, no expresan nada. Por otra parte, la pesada de cada mamada es francamente engorrosa.

Como explico más adelante (5.1 1), es recomendable pesar al bebé semanalmente, en lo posible siempre en la misma balanza. Esta pesada semanal es muy útil sobre todo en los primeros meses de la lactancia. Puede utilizarse para ello una balanza que tenga en casa, la balanza de la farmacia o la del consultorio médico donde usted controla al bebé.

A veces la interpretación de las pesadas debe ser hecha por la madre y el pediatra en las visitas de control de salud. Esta discusión en común de los resultados de las pesadas ayuda a las madres a entender qué está pasando con el amamantamiento. Dos ejemplos servirán para ilustrar esto: he visto chicos de diez a quince días, cuyas madres dudaban si tenían suficiente leche y ¡oh sorpresa!, el niño había aumentado 500 gramos de peso desde el cuarto día de vida. En el otro extremo, he visto niños que, según la madre, comían y dormían bien ("no se los oye"), pero a los once días de vida tenían todavía el peso del cuarto día. En estos casos, he podido constatar que en pocos días el niño se "despertaba", comenzaba a mamar más seguido y a aumentar de peso. La última vez que controlé a un niño así, la madre me informó que el día anterior su hijo había comenzado a pedir más seguido.

Comprobé que el niño estaba sano y a continuación expliqué a la madre que el bebé iba a aumentar rápidamente de peso, porque mamando más seguido como había empezado a hacerlo, le provocaría bajadas de leche más grandes. Y así fue.

5.11. ¿Progresa bien mi hijo con el amamantamiento?

Esta es una inquietud normal de una madre que cría dando el pecho.

Hay tres maneras de saberlo:

1. Ver al hijo contento, activo, que come, queda satisfecho y duerme normalmente.
2. Comprobar que moja al menos seis pañales por día.
3. Verificar que tiene un aumento razonable de peso semanalmente; ¿cuál es el aumento aceptable para un niño amamantado? Depende de si es

mujer o varón y de cuál es su crecimiento predecible considerando el tamaño de sus progenitores. Además, los bebés no aumentan de peso con regularidad absoluta, pues tienen semanas de menos y semanas de más aumento.

Teniendo en cuenta todos estos factores, durante el primer trimestre (desde el cuarto día de vida), hay rangos bastante amplios de aumentos de peso normales para mujeres y varones, como se ve en la tabla que sigue:

RANGOS NORMALES DEL CRECIMIENTO DEL PESO EN EL PRIMER TRIMESTRE POSNATAL

	Mujeres	**Varones**
Primer mes	12-40 g/día 360-1200 g/mes	16-45 g/día 450-1350 g/mes
Segundo mes	15-42 g/día 450-1260 g/mes	20-48 g/día 600-1400 g/mes
Tercer mes	15-38 g/día 450-1150 g/mes	20-45 g/día 600-1350 g/mes

En el segundo trimestre de la vida el aumento de peso para ambos sexos oscila entre 100 y 200 gramos por semana, también según el tamaño del bebé.

Cuando los incrementos de peso se expresan en curvas de crecimiento, cada niño o niña sigue habitualmente una curva que le es propia. La ventaja de graficar los datos de crecimiento en curvas es que permite vigilar el crecimiento del niño de acuerdo con su sexo durante años, verificando simplemente si la curva de crecimiento sigue su curso ascendente o no. Esto ahorra la necesidad de recordar cuánto debe aumentar de peso (o taita) por semana o por mes un niño durante el primer año de vida.

En las primeras semanas de vida es importante el control semanal de peso, porque es el período en que se consolida la lactancia. Yo le aconsejo que aproveche la oportunidad de la pesada semanal para controlar al bebé y su lactancia con el pediatra. Esto permitirá detectar y solucionar más rápidamente cualquier problema, al mismo tiempo que usted hace lo que suelo llamar un curso acelerado de crianza.

5.12. La satisfacción de amamantar

La lactancia dura más cuando es placentera. Es difícil que una madre pueda amamantar largo tiempo si ello significa sistemáticamente dolor o al menos ausencia de satisfacción o placer.

Las madres me dicen que están felices de dar el pecho a sus hijos, porque los tienen cerca, sienten el contacto de su piel y la satisfacción de darles de sí mismas.

Muchas madres tienen sensaciones placenteras cuando dan el pecho a sus hijos y eso es normal. Estas sensaciones varían en intensidad según la mujer.

Es común que las madres relaten que el momento de dar de mamar al hijo es una pausa de tranquilidad y relajación en las actividades del día.

Por último, pero no en importancia, está la satisfacción moral. Una mujer me dijo: "Dar el pecho a mi hijo es como completarlo". Otra dijo: "Así me siento más madre". Podría sintetizar diciendo que el amamantamiento satisface una pura aspiración humana. ¡Qué suerte que tienen las mujeres!

5.13. Dificultades

Mi intención es que conozca las situaciones que voy a describir, tanto por razones de prevención como para que comprenda que no son imposibles de solucionar. De todas formas, cuando se presenta alguna de estas dificultades es obligatorio que consulte al médico para que haga el diagnóstico e indique un tratamiento adaptado a su situación individual.

5.13.1. Pezones dolorosos durante toda la mamada

El dolor que cede a poco de comenzada la mamada fue descripto en 4.9. Pero hay veces que las mujeres se quejan de que la mamada es una tortura porque duele todo el tiempo. Esto requiere atención inmediata, porque como dije en 5.12, la lactancia dura más cuando es placentera.

Las causas más frecuentes del dolor durante toda la mamada son la mala posición para amamantar y/o la infección de la piel del pezón con hongos.

La **mala posición** es muy frecuente. Yo he visto muchas mujeres que al dar de mamar sostienen a su bebé de tal modo que su vientre mira hacia arriba y el niño tiene que rotar la cabeza para mamar. En esta posición, la boca del niño puede tomar sólo el pezón, al que masca durante toda la mamada, con el consiguiente dolor. Además, el niño sacará poca leche y quedará con hambre.

La solución (que es también prevención) consiste en poner al bebé con su vientre pegado al de su madre (panza con panza). En esta posición, la barbilla del niño se mete en la mama, la boca puede tomar bastante aréola y el pezón queda dentro de la boca contra el paladar.

Muchas mujeres me han dicho que con esta posición sienten que el chico chupa diferente. **La infección del pezón con hongos** es también muy común y suele producirse porque el bebé tiene también hongos en la boca y los contagia a su madre. El pezón está rojo vivo y a veces la aréola es invadida por ese enrojecimiento. Si usted tiene la piel del pezón así, le recomiendo que consulte al médico para que confirme el diagnóstico y le indique el tratamiento a usted y al bebé.

5.13.2. Grietas o fisuras del pezón

Cuando una madre consulta apenas comienza el dolor del pezón durante la mamada (y encontrada la causa se corrige), son cada vez menos frecuentes las grietas o fisuras del pezón. Si usted no pudo hacer la consulta temprano y se le forman grietas, debe consultar al pediatra con urgencia para que la examine, controle la posición del bebé para mamar, la adhesión boca-pecho y la presencia o no de infección del pezón y aréola con hongos.

Cualquier alteración en posición, adhesión boca-pecho o infección con hongos puede tratarse. Si la grieta es profunda, sangra y es muy dolorosa, conviene que suspenda el amamantamiento con esa mama uno o dos días, se extraiga la leche y la dé a su bebé con cuchara o gotero después que él mamó del pecho sano. Si la grieta no es muy dolorosa, puede dar de ese pecho con interposición de pezonera de siliconas de contacto, siempre que usted coloque bien a su bebé a mamar y asegure una adecuada prendida al pecho (4.3). Si usted tiene una grieta lineal en la punta del pezón, coloque a su bebé a mamar de tal modo que sus labios estén paralelos a la grieta.

El mejor tratamiento de las grietas es la leche materna, la aireación y 10 minutos de sol directo una vez al día.

5.13.3. Taponamiento de conductos lactíferos

El taponamiento de un conducto es percibido por la mamá como una tensión dolorosa y lineal a través de la mama, con sensación de dureza al tacto, que comienza de la base de la mama y se dirige hacia la aréola. A veces, la zona afectada está tumefacta y con la piel roja, pero la mamá no tiene fiebre. Los taponamientos pueden presentarse en las primeras semanas después del parto o en cualquier etapa de la lactancia. Las causas más frecuentes son la falta de rotación de posiciones para colocar al bebé a mamar y/o el uso de corpiños con tiras delgadas que aprietan un lugar de la mama, y también el uso de casquillos cuyos bordes aprietan mucho la mama por llevar un corpiño que los empuja demasiado sobre ella. Además de corregir estas causas, el taponamiento puede solucionarse con los siguientes recursos para soltar el tapón:

1. Antes de cada mamada dedicar unos minutos a realizar dos cosas: primero, fomentar la punta del pezón con gasa o toalla mojada en agua caliente durante un minuto y luego quitar suavemente la costra de leche que podría obstruir la salida del conducto taponado; segundo (si no duele mucho), presionar el conducto taponado de atrás hacia

adelante con el talón de una mano manteniendo una presión firme durante 30 segundos, luego avanzar un centímetro hacia la aréola y mantener otra vez presión firme otros 30 segundos, y así sucesivamente hasta llegar a la aréola (a veces estas maniobras dan más resultado bajo la ducha). Si con esto no logra soltar el tapón por lo menos logrará que éste avance en el conducto y sea más fácil de sacar con la succión del bebé.

2. Coloque al bebé en una posición que permita que su mentón apoye en la mama del lado taponado (de este modo la mandíbula y la lengua de su bebé tendrán más posibilidades de soltar el tapón). Cuando el bebé está mamando, usted puede ayudar presionando con el dedo pulgar el tapón de atrás hacia adelante. Cuando sale el tapón, parece un fideo marrón o verdoso, espeso y acordonado. El bebé puede rechazar el pecho por ello, pero volverá prontamente a la mamada.

3. Cuando el taponamiento le provoca mucho dolor y se nota inflamado (por el enrojecimiento de la piel), convendrá que tome ibuprofeno 400, cada 6 a 8 horas (debe tomarse disuelto y con comida).

La mamá que tuvo un taponamiento puede tener otro y por ello conviene realizar las siguientes medidas de Prevención:

1. Cambiar las posiciones en la sucesivas mamadas.
2. Suprimir los lácteos con grasa y reemplazarlos por leche o yogurt descremado.

3. Tomar una cápsula de lecitina de soja de 1,2 g con todas las comidas (la lecitina se obtiene sin receta en cualquier farmacia).

5.13.4. Mastitis o infección intramamaria.

Puede ser complicación de tensión láctea, grietas del pezón o taponamiento de conductos, incorrectamente tratados. El seno puede estar afectado como lo describí en el tópico de taponamiento de conductos, pero además hay fiebre y más dolor. El tratamiento es el mismo que para el taponamiento de conductos, con el agregado de un antibiótico y un analgésico que seguramente el médico le indicará. Aquí es importante recalcar que debe hacer todo lo que esté a su alcance para poner al niño al pecho lo más seguido posible, y en primer lugar, del lado enfermo. Suspender la lactación puede hacer que la leche quede retenida y el proceso empeore. En realidad, la única indicación de suspender en caso de mastitis es que salga pus en vez de leche cuando recoge sobre un algodón lo que se extrae manualmente o con bomba. El pus queda afuera del algodón. La leche penetra el algodón. Si el médico considera necesario que suspenda la lactación con el pecho enfermo por un tiempo, entonces será imprescindible que se saque toda la leche que pueda del pecho afectado cada vez que terminó de dar de mamar con el sano. Los fomentos ayudan a sacarse más fácilmente la leche.

Existe otra forma de mastitis, que a veces se presenta en madres que padecen una infección de pezón y aréola por Cándidas (5.13.1). Esta mastitis suele presentarse sin fiebre, ni rubor, ni hinchazón local, pero sí con un prurito inicial que se sigue de un dolor que se presenta cuando el niño está mamando y sigue después de la mamada. Este dolor es descripto por las mamás como si les clavasen en el pezón alfileres ardiendo extendiéndose la sensación quemante adentro del pecho. Si usted tiene inflamación de pezón y aréola por Cándidas, y comienza a tener este dolor descripto arriba, consulte pronto a su médico para que le indique el tratamiento adecuado antihongos por vía bucal todo el tiempo que sea necesario, además del tratamiento local de la piel de pezón y aréola.

5.13.5. El niño amamantado con incremento deficitario de peso (idp)

Teniendo en cuenta lo dicho en 5.11, una niña o un niño del primer trimestre que aumenta diariamente peso por debajo del rango mínimo normal durante 7 o más días, puede ser considerada/o bajo la categoría de lactante con incremento deficitario de peso (IDP).

Un error que veo cometer diariamente es dar a estos niños complementos de leche con biberones sin averiguar por qué ganan poco peso.

Durante varios años realicé una investigación para determinar los factores que podrían estar asociados al IDP en amamantados menores de noventa días. Los resultados de comparar treinta y cuatro bebés con IDP con otros treinta y cuatro con ganancia de peso normal fueron sorprendentes y en alguna medida modificaron mi enfoque sustentado en ediciones anteriores de este libro. A continuación enumero los factores que encontré asociados a IDP, los que en su mayoría son fácilmente modificables.

Factores de técnica

Entre los niños con IDP encontré muchos que estaban más de veinte minutos al pecho en cada mamada, hacían más de diez pausas por mamada, eructaban poco o nada, sus madres estaban incómodas cuando les daban el pecho y concluían ellas la mamada. Es decir que había mamadas largas e inefectivas, con madres que no estaban relajadas al amamantar y tenían que dar por terminadas ellas la mamada para no tener el bebé al pecho indefinidamente. Interpreté la ausencia de eructos como resultado de una inadecuada técnica para provocarlos.

Podría especularse que el aire no eliminado ocupaba lugar en el estómago y no permitía que los bebés se alimentaran bien.

A estas madres les propuse las siguientes medidas:

- No prolongar las mamadas más de veinte minutos y aumentar la frecuencia de las mamadas a por lo menos ocho por día o más.
- Colocar un almohadón entre la falda y el bebé para estar más cómodas cuando dan de mamar.
- Acortar las pausas levantando el mentón del bebé con el dedo índice.
- Hacer eructar al bebé entre pecho y pecho inclinándolo sobre el vientre en ángulo de cuarenta y cinco grados.

Factores relacionados con el niño

Encontré que había muchos bebés con IDP que eran **muy plácidos** o **muy activos**. Los primeros eran mamadores lentos y pausadores, que estimulaban poco a la madre y sacaban poca leche. Los segundos eran grandes gastadores de energía con balance calórico negativo y por más que mamaran no aumentaban bien de peso.

A las madres con bebés plácidos les aconsejé que dieran de mamar con mucha frecuencia (cada dos horas) aunque hubiera que despertarlos para hacerlo. También les recomendé que acortaran las pausas con la técnica descripta más arriba. A las madres de los bebés muy activos y llorones les recomendé variadas técnicas para aquietarlos, tales como bañarlos, pasearlos, llevarlos sobre el pecho con la oreja sobre el corazón materno, llevarlos en mochila, hacerles escuchar música Clásica, etcétera.

Algunos niños Con IDP habían tenido **dificultades para prenderse bien en la primera mamada** de su vida y tardaron bastantes días en lograrlo. En estos casos presté mucha atención a la posición para dar de mamar, que muchas veces resultó defectuosa y no favorecía una buena prendida al pecho.

Factores relacionados con la madre y con su ambiente familiar

El cansancio, la tensión o ansiedad y los problemas mamarios o de pezones fueron factores maternos frecuentemente asociados con IDP en sus niños. Para el cansancio recomendé reposo, alimentación adecuada y, sobre todo, apoyo de la familia para aliviar el trabajo de la madre. Para la tensión o ansiedad alenté a las madres a expresar sus sentimientos. Cuando lo consideré necesario, las derivé a un psicólogo. Para los problemas mamarios o de pezones seguí las recomendaciones que hago en 5.13.1 a 5.13.4.

Como factores sociales y familiares negativos, muchas madres de niños con IDP **no habían recibido enseñanza para amamantar y sus respectivos maridos y/o madres no las alentaban con la lactancia al pecho**. En estos casos dediqué tiempo para enseñar los principios de una buena lactancia y para ganar la confianza y el apoyo de los familiares con el objeto de transformar su influencia negativa en positiva.

De los factores mencionados (resaltados en negrita) los niños con IDP tuvieron un promedio de seis y los niños con crecimiento normal un promedio de sólo dos. Podría razonablemente pensarse que esos factores, cuando se juntan sumando seis o más, pueden tener una cierta relación de causalidad con el IDP en los bebés amamantados.

Con los resultados de esta investigación y con la intención de ayudar a las mamás con bebés amamantados que tenían incremento deficitario de peso, elaboré en el año 1988 una "Historia breve para lactantes exclusivamente amamantados con incremento deficitario de peso" (ver **Actualizaciones**, pág. 161). Esta sencilla historia, actualizada en 1998 en colaboración con el Dr. Daniel Mari, permite detectar los factores asociados a IDP, que se identifican como "respuestas de riesgo". Para cada "respuesta de riesgo" hay una "orientación" que pretende modificarla para que se convierta en "respuesta correcta".

¿Cuáles fueron los resultados de las "orientaciones" dadas a las mamás de los 34 bebés con IDP? En 18 de ellos (50 %) se lograron (a partir de un aumento diario de peso de 4 g.) aumentos de peso iguales o superiores a 18 gramos por día posteriormente a la consulta por IDP.

Diez de los dieciocho niños recuperaron peso solamente con las orientaciones para las respuestas de riesgo y la duración promedio de amamantamiento fue de 13 meses. Los restantes ocho bebés, además de las orientaciones, recibieron complemento con goteo cuchara o relactador (éste es un dispositivo con una sondita que se adosa al pezón). Aun así, en estos bebés la duración promedio del amamantamiento fue de 11 meses.

En el año 1994 presenté un nuevo estudio con 20 niños del primer trimestre que tenían IDP y eran exclusivamente amamantados. Con once de ellos las mamás aceptaron probar de corregir las "respuestas de riesgo" halladas en cada uno de los bebés **sin** suministrarles complemento alguno. Antes de tomarles la historia breve para lactantes con IDP, el promedio de incremento diario de peso fue 6,6 g. Luego de la intervención con las "orientaciones" para cada "respuesta de riesgo" hallada, el incremento promedio diario de peso fue de 36 g. El promedio de duración de la lactancia al pecho en este grupo de niños fue de 8,3 meses.

Una recomendación final: si usted cree que su bebé amamantado tiene incremento deficitario de peso, le sugiero que encare esa situación bajo lo supervisión del pediatra de su bebé y el apoyo de una líder de amamantamiento.

5.13.6. Crisis de amamantamiento

Hasta aquí he tratado las dificultades desde un punto de vista más bien técnico, pero las que tienen dificultades son mujeres con sentimientos y emociones que a veces se expresan en frases como éstas: "No puedo seguir así", "¿Qué tiene de agradable amamantar en estas condiciones?", "Estoy desesperada", "Se me va a morir de hambre". Situaciones así han sido denominadas correctamente crisis de amamantamiento. Estas crisis son una encrucijada donde hay que decidir por uno de dos caminos. Y no es fácil decidir bien si una mujer tiene poca información, poco apoyo y está muy angustiada.

Un ejemplo característico de crisis es el que sufre una madre primeriza cuando su bebé tiene un "ataque de hambre" entre los diez y quince días de vida. Si esta madre ignora cómo funciona la lactación, está confusa acerca de las conductas normales de su bebé y carece, de apoyo experimentado y afectuoso, es muy probable que resuelva la crisis abandonando rápidamente el amamantamiento.

Algunas madres tienen crisis de amamantamiento cuando reinician las relaciones sexuales o cuando quedan nuevamente embarazadas. Otras tienen crisis desencadenadas por conflictos con el esposo, o coincidentes con una mudanza o el fallecimiento de un ser querido. Hay madres que tienen una crisis de amamantamiento en el mismo mes en que abandonaron la lactancia al pecho con hijos anteriores.

Hay factores que predisponen a una mujer a las crisis de amamantamiento. Estos son la falta de contacto inicial adecuado con el bebé en el período de recién nacido, la inadecuada formación del esquema corporal de la madre y la ambivalencia de emociones con respecto al amamantamiento.

Las crisis de amamantamiento pueden superarse satisfactoriamente la mayor parte de las veces cuando se cuenta con apoyo, aliento e instrucción adecuada. Si usted tiene una crisis o le parece que la tiene, no pierda tiempo y pida ayuda a quien pueda prestársela, sea a profesionales de la salud, a madres expertas, o a ambos (5.16 y Apéndice B).

5.14. Si usted necesita tomar remedios

Hay personas que toman remedios por su cuenta de manera habitual sin consultar jamás al médico. Es tal la costumbre, que hasta ya no los consideran medicamentos y cuando se les pregunta qué medicamentos toman contestan "ninguno". Pero si se les pregunta qué toman cuando les duele la cabeza están insomnes o ansiosas, resulta que ingieren frecuentemente aspirinas, barbitúricos o ansiolíticos. Si usted tiene esa mala costumbre, tendrá que cambiarla mientras amamanta. Puedo decirle que no es difícil, porque según lo que he visto, la lactancia al pecho es un buen tratamiento del insomnio y de la ansiedad.

Si va a ver a su médico y éste quiere indicarle un tratamiento con medicamentos, adviértale que está amamantando, pues entonces, él le prescribirá sólo medicamentos absolutamente imprescindibles y, entre éstos, elegirá los que no tienen riesgo para su bebé. Hoy los médicos suelen tener **listas de medicamentos, su excreción por la leche y efectos sobre el niño.**

Hay médicos que, con muy buen criterio, aconsejan tomar los medicamentos inmediatamente después de la mamada o durante la misma. Esto permite que haya el mínimo de fármaco en la leche de la siguiente mamada.

Pero supongamos que usted no puede consultar en el día al médico y está sufriendo una emergencia común, por ejemplo: infección aguda, dolor agudo, cólico intestinal, constipación aguda, náuseas, diarreas, resfríos, bronquitis, ansiedad, jaqueca. Entonces, es probable que tome algún remedio para aliviarse hasta que pueda consultar al médico. En estos casos, será bueno que usted tenga una idea muy general de qué medicamentos puede tomar y, sobre todo, cuáles no debe tomar.

Para las infecciones agudas supuradas suelen utilizarse antibióticos. Usted puede tomar cualquiera de ellos menos cloranfenicol y tetraciclina. Las sulfamidas sólo puede tomarlas después del mes de nacido el bebé. Si usted es alérgica y teme producirle alergia a su bebé con antibióticos, la lista de los mismos se reduce, y deberá esperar a la consulta para saber cuál puede tomare. Ahora bien, esto que digo respecto de los antibióticos se refiere a los conocidos hasta la fecha de edición de este libro.

Para los dolores agudos de cualquier tipo (menos los cólicos) son seguros los analgésicos tipo aspirina, paracetamol o pirazolonas, pero antes de que el bebé tenga quince días de vida estos remedios deben ser usados con vigilancia médica.

Si tiene un cólico intestinal, la atropina y sus derivados deben usarse con gran precaución, en dosis pequeñas y, en lo posible, no repetirlos. La atropina puede intoxicar al bebé y por ello algunos autores la contraindican durante la lactancia.

Si usted tiene una molesta constipación, puede utilizar supositorios evacuantes. Por boca puede tomar leche de magnesia. Tenga presente que el salvado es un gran regulador intestinal natural.

Para las náuseas, un fármaco llamado metoclopramida no sólo es inocuo para el bebé, sino que también aumenta la producción de leche.

El mejor tratamiento de las diarreas es la reposición adecuada de agua, sales y azúcar indicada por el médico. Los llamados "antidiarreicos" no ayudarán mucho a su situación, pero tampoco perjudicarán al bebé, salvo que en su composición haya atropínicos, que, como dije antes, son peligrosos.

Para resfríos y bronquitis puede usar los preparados corrientes en dosis normales. Pero si estos preparados tienen antihistamínicos y descongestivos, puede haber una disminución de su producción de leche y bajada de leche. Por lo tanto, es aconsejable que use dosis mínimas.

Los preparados para la tos que contienen yoduros, así como las soluciones con povidona-yodo para irrigaciones vaginales, pueden producir bocio e hipotiroidismo en el bebé. Deben ser sustituidos por otros fármacos.

Si usted sufre crisis de ansiedad, debe saber que muchos ansiolíticos, tomados en dosis altas o frecuentes, pueden producir al bebé somnolencia, falta de interés en alimentarse y ganancia lenta de peso.

Si sufre jaquecas, consulte a su médico, porque los remedios que contienen un fármaco llamado ergotamina, según la dosis, pueden ser tóxicos para el bebé.

Si usted se atiende con un médico que prescribe remedios homeopáticos simples (homeopatía unicista), debe saber que ninguno de estos remedios puede afectar al bebé.

5.15. Los enemigos del amamantamiento

En la historia personal de cada mujer o varón, el amamantamiento ocupa un lugar importante, sea porque tuvo una buena experiencia, sea porque no la tuvo, o la tuvo distorsionada. El amamantamiento **facilitó o no** a cada persona el establecimiento de una experiencia vincular con su propia madre, la cual sirvió de base para el establecimiento de vínculos con las demás personas. Según haya sido la experiencia primaria de cada uno, **tenderá** naturalmente a ser amigo o enemigo del amamantamiento. Esto explica por qué muchos enemigos de la lactancia natural sean inconscientes del origen de su actitud, dado que está lejos en el tiempo de sus propias vidas.

Teniendo en cuenta estas consideraciones previas, usted comprenderá por qué los enemigos del amamantamiento pueden ser su propia madre, sus hermanas o amigas, su marido, el médico o la enfermera.

¿Cómo actúan los enemigos del amamantamiento? Parte importante de su conducta antilactancia son lo que yo llamo las "observaciones derrotistas". A continuación, expongo ejemplos característicos de ese tipo de observaciones. En seguida de cada ejemplo, la letra R significa "respuesta posible".

- "Hija, yo no pude amamantarle; por lo tanto, no te sorprendas si tampoco puedes tú".
- **R.:** "Quizá tú no tuviste la ayuda y la información que tengo ahora sobre lactancia y, de todos modos, tú has sido una madre tan dedicada, que eso es lo que importa".
- "Si amamantas más de equis tiempo, se te caerán los pechos (o te quedarán grandes)".
- **R.:** "Lo que causa cambios en los pechos, en algunas ocasiones, es el embarazo".
- "Hija, si no lo amamantaras, podría ayudarte más".
- **R.:** "Seguramente quieres tenerlo más tiempo en brazos. ¿Por qué no lo bañas hoy?".
- "Si le das cada vez que pide, vas a malcriado y será un niño sobredependiente".
- **R.:** "Nuestro estrecho contacto de ahora le dará suficiente seguridad para que sea independiente cuando sea mayor".
- "¿Hasta cuándo vas a darle el pecho?".
- **R.:** "El tiempo que él realmente necesite".
- "¿Cómo sabes que tu leche es de buena calidad?".
- **R.:** "Porque el bebé está contento y progresa".
- "¿No acabas de darle hace un ratito y ya le das de nuevo?".
- **R.:** "Es la parte más linda de la lactancia: no estar atada a esquemas rígidos. Además, me gusta darle el pecho".
- "¿No estás agotada de dar de mamar?".
- **R.:** "Gracias por tu preocupación, pero es que me siento tan bien".

- Del marido: "¿Cuándo tendrás tiempo para salir conmigo?".
- **R.:** "No sabes lo necesario e importante que eres para mí y el bebé". (Igualmente, arregle las cosas para, de cualquier forma, salir con su marido.)
- Del profesional: "Usted es demasiado nerviosa para amamantar".
- **R.:** "Justamente por eso es que quiero amamantar, porque sé que la lactancia tranquiliza a las madres".
- Del profesional: "Su leche es muy flaca y no sirve".
- **R.:** "¿Y si analizáramos la gordura de mi leche apenas terminó de mamar mi niño?".
- Del profesional: "La mayoría de las mujeres de hoy tienen que dar complementos".
- **R.:** "¿No será porque reciben poco apoyo para la lactancia?".
- Del profesional: "Dele el pecho cada tres horas y, si no alcanza, agregue tal o cual complemento".
- **R.:** "Es posible que mi bebé no se adapte a un horario rígido. Además, necesito que usted confíe en mi capacidad de nodriza".

Casi todas las observaciones derrotistas tienen un mensaje implícito, no manifestado verbalmente. A veces, ese mensaje es discernible para usted, pero otras veces no es fácil saber por qué dicen lo que dicen. La interpretación de este tipo de observaciones es la delicia de los psicólogos, pero usted no necesita hacer de psicóloga. Sólo busque una respuesta amable que conteste claramente lo que le dijeron. En los ejemplos de observaciones derrotistas corrientes puse una de tantas respuestas posibles, con el objeto de ayudar a las mujeres que no cuentan con el más mínimo apoyo y tienen que valerse por sí mismas para salir adelante.

Los que usted más quiere o en los que más confía, si son enemigos del amamantamiento, pueden influir en el éxito de su lactancia porque **a usted verdaderamente le importa lo que ellos dicen**. Esté pues preparada para tratarlos y atenuar su influencia, porque seguramente va a encontrarse con algunos de ellos. NO LES DÉ GUERRA. Compréndalos y sea amable.

5.16. Los amigos del amamantamiento

Pueden llamarse amigos del amamantamiento todos aquellos –sean varones o mujeres— que saben ponerse en su lugar cuando usted sinceramente desea amamantar a su hijo. Le dirán cosas que significan apoyo, aprobación, estímulo y enseñanza. En 5.15 dije que a usted verdaderamente le importa lo que dicen aquellos a quienes usted más quiere y aquellos en quienes confía. Y esto es así porque los humanos somos seres sociales que normalmente necesitamos apoyo, aprobación, estímulo y enseñanza proveniente de otros para llevar a buen término todo lo que emprendemos. Es por todo esto que no hay nada más reconfortante para una mujer que sabe que está haciendo algo bueno al amamantar a su hijo, que tener la solícita y amable colaboración de amigas, parientes, vecinas y profesionales que comparten su manera de pensar.

Las mujeres que han tenido una experiencia exitosa amamantando a sus propios hijos pueden ser de una ayuda invalorable. Busque el contacto con ellas. Amamantar es un arte que se aprende. Como todo aprendizaje, lo mejor es hacerlo con un maestro. He llegado a la conclusión de que no hay mejor maestra que una mujer experimentada en lactancia para enseñarle a usted los secretos de este arte. El amamantamiento es asunto de mujeres y es pues natural que las mejores maestras sean mujeres. Pero aquí voy a darle un consejo: considere experimentada a una mujer que haya amamantado más de nueve meses a sus hijos.

En el período inmediato posparto, la enfermera de la maternidad puede llegar a ser una extraordinaria amiga del amamantamiento, tanto más si ella amamantó a sus propios hijos. Ella puede transmitirle por sobre todas las cosas confianza y tranquilidad. Ella puede enseñarle a preparar su pecho para amamantar, con masajes suaves y estiramientos delicados del pezón para lograr su erección inmediatamente antes de colocar el bebé al pecho. Y puede enseñarle también muchas cosas más:

- en qué consiste el reflejo de búsqueda y cómo se estimula en el bebé;
- cómo colocarlo al pecho;
- cómo ponerse cómoda para dar de mamar, sea acostada o sentada;
- cómo estimular la succión del bebé;
- cómo hacerlo eructar;
- qué es la libre demanda;
- cómo reconocer que le baja la leche;
- cómo solucionar la situación del bebé que se atraganta;
- cómo extraerse manualmente la leche cuando hay exceso;

- cómo comunicarse con el bebé con el tacto, la vista y la voz.

Y esta lista podría seguir. Usted encontrará seguramente en la maternidad tanto enfermeras amigas como enemigas del amamantamiento. Haga lo posible para que las amigas la vean con mayor frecuencia durante su estadía allí.

El obstetra puede ser un gran amigo del amamantamiento. Como usted tiene que verlo varias veces durante su embarazo, una actitud favorable hacia el amamantamiento por parte de él puede significar mucho para usted y, sobre todo, un buen comienzo. Hay obstetras que se preocupan por preparar a las madres para la lactancia y les enseñan todo lo que recomiendo en el cap. 3.

Por último, pero no menos importante, el pediatra puede ser también otro amigo verdaderamente eficaz del amamantamiento; si es mujer, mejor. El pediatra es el profesional que más contacto tendrá con usted durante el primer año de vida de su bebé. Las madres confían en los profesionales y por ello éstos pueden ejercer una gran influencia en aquéllas. Afortunadamente, hay cada vez más pediatras que promueven, y bien, la lactancia al pecho. Los pediatras amigos del amamantamiento consideran que toda madre desea criar bien a su hijo y entienden por **crianza** un conjunto de actos habituales por los que se explicita fuertemente la maternidad (y la paternidad): tocar al bebé, mirarlo, hablarle, jugar con él, higienizarlo, bañarlo, vestirlo, abrigarlo, refrescarlo, cuidarlo, alzarlo, abrazarlo, alimentarlo, educarlo. Pero también saben que el amamantamiento significa la oportunidad por excelencia de realizar varios actos de la crianza de una manera óptima al proveer nutrientes en equilibrio perfecto, aportar un complejo inmunológico insustituible, facilitar la formación de un vínculo profundo y llevar la maternidad a su plenitud. Creen que vale la pena promover la lactancia al pecho porque han visto que las mujeres se sienten más mujeres y más madres cuando lo hacen. No temen crear sentimientos de culpa cuando explican las ventajas del amamantamiento y la forma de prepararse para el mismo, porque son conscientes de que la mayoría de las mujeres de este siglo ignoran totalmente lo que se refiere a ese arte y, sin embargo, desean adquirirlo. No se colocan en posición de maestros (que ponen nota), ni de vigilantes (que llevan preso), ni de jueces (que sentencian). Implícita y explícitamente se colocan en actitud de asesores atentos a las necesidades de la madre y el niño. Escuchan, para poder saber por qué la madre elige o no el amamantamiento, para conocer a la madre misma y su ambiente físico y psicológico, para poder averiguar qué es lo que la madre necesita saber y para conocer al bebé. Intentan sinceramente ayudar, dando a la madre información en la medida en que ella pueda utilizarla, **con un sentimiento básico de confianza en ella**. Los pediatras que promueven racionalmente el amamantamiento consideran que el éxito de éste no debe medirse por el logro de una lactancia al pecho exclusiva, sino por haberse conseguido que el pecho sea, además de fuente de alimento, motivo de acercamiento y estimulación sensorial y afectiva madre-hijo. Por ello, consideran también amamantamiento exitoso el de niños que reciben por alguna razón algún biberón, pero siguen siendo amamantados mucho tiempo a pesar de ello.

5.17. Cuando desea salir

Luego de algunas semanas de estar en casa con su hijo, es muy probable que tenga ganas de salir. Y puede hacerlo sin problema porque es muy fácil llevar el niño consigo (¡no tiene que llevar más que pañales de repuesto!). Cuando no pueda llevar al bebé, si prevé que va a salir una noche, o unas horas durante el día, sáquese la leche después de cada mamada, guardándola dentro de un recipiente estéril en la heladera, desde las veinticuatro horas antes de la salida. La leche que junte con este procedimiento alcanzará aproximadamente para una comida. Cuando usted no esté, la persona que queda cuidando al bebé sacará la leche de la heladera, la entibiará y la dará al niño (la leche de mujer no se hierve para que no disminuyan sus propiedades anti-infecciosas).

5.18. Las madres que trabajan

En la Argentina, las madres que trabajan tienen que retornar a sus obligaciones alrededor de dos meses después del parto, cuando la lactancia está bien instalada y más organizada. Sería, pues, una picardía tener que interrumpir el amamantamiento porque hay que salir a trabajar. En realidad, hay muchas posibilidades de continuar con la lactancia, dado que **para cada problema hay una solución.**

Todo depende de dónde y cuánto tiempo trabaje usted.

Si trabaja en su casa o en una casa de familia, no habrá problema.

Si trabaja en una empresa grande que tiene guardería, tampoco habría mayor problema, porque tiene dos descansos de media hora para amamantar en el transcurso de la jornada de trabajo. Si dicha jornada tiene interrupción para almorzar, hasta tendría usted una tercera oportunidad de amamantar a su bebé.

Si el lugar de trabajo no tiene guardería, hay dos recursos para no dejar de amamantar a su bebé. Uno es que consiga un jardín maternal o persona de confianza donde pueda dejar al bebé cerca de la empresa, para que usted pueda llegar fácilmente para amamantado durante los descansos que prescribe la ley. El otro recurso sería que fuese posible que le lleven al niño de casa al trabajo para que usted lo amamante. Pero si nada de esto es posible, puede hacer lo siguiente: sacarse la leche restante después de cada comida del día y guardarla en el refrigerador en un recipiente limpio para cuando usted no está. En el trabajo puede extraerse leche cada tres horas por cinco minutos de cada pecho, vertiéndola en un frasco bien lavado y guardándola en la heladera de la empresa. Cuando regresa a casa, si la temperatura ambiental es igual o menor a 26° C, puede transportar el frasco sin refrigeración. Si la temperatura es mayor de 26° C, conviene que lleve el frasco rodeado de cubitos de hielo dentro de un refrigerador portátil. Cuando llegue a casa, guarde la leche en el refrigerador; podrá ser utilizada al día siguiente cuando usted no esté (la leche se conserva en el refrigerador hasta siete días, siempre que la puerta cierre herméticamente). Frecuentemente las madres que proceden así se encuentran con la sorpresa de que no sólo no les falta leche, sino que producen más que antes. Esto ocurre porque con este sistema de vaciado regular de los pechos aumenta la producción de leche. Todo esto da un poco de trabajo, pero vale la pena. Un consejo adicional de higiene: antes de extraerse leche lávese las manos con jabón y agua.

Averigüe la legislación respecto de lactancia de la mujer que trabaja y aprovéchela al máximo. Cada país tiene una legislación diferente, así que téngalo en cuenta, porque lo que he escrito aquí se relaciona con la legislación argentina en vigencia. En nuestro país la licencia por lactancia es a todas luces insuficiente y debe ser extendida.

Fundo mi afirmación en la doctrina de Juan Pablo II, explicitada en su encíclica *Laborem Exercens*, que cito a continuación: "La experiencia confirma que hay que esforzarse por la revalorización social de las funciones maternas, de la fatiga unida a ellas y de la necesidad que tienen los hijos de cuidado, de amor y de afecto para poderse desarrollar como personas responsables, moral y religiosamente maduras y psicológicamente equilibradas. (...) La verdadera promoción de la mujer exige que el trabajo se estructure de manera que no deba pagar su promoción con el abandono del carácter específico propio y en perjuicio de la familia en la que como madre tiene un papel insustituible".

Pero hay también mujeres que trabajan no tanto por necesidad económica como por necesidad de promoción personal. Hay quienes llaman a esto "realización personal". Si bien todos tenemos derecho a la realización personal a través del trabajo, pienso que ninguna madre debería anteponer las exigencias de éste a las del cuidado amoroso de su hijo (se sobreentiende que puede no trabajar sin perjuicio económico serio). Hay por ejemplo muchas madres con una carrera universitaria que tienen un sentimiento de culpa por el tironeo al que se sienten sometidas en el desempeño de ambos roles. Las exigencias de una carrera podrían ser una pantalla que oculta el verdadero motivo para no amamantar. Este motivo (a veces no del todo consciente) puede ser un temor de llegar a un vínculo profundo con el hijo a través de la lactancia. Ese temor puede estar originado en dificultades vinculares con la propia madre.

Es importante que apenas usted regrese al hogar ponga a su bebé al pecho, no sólo por la importancia de la estimulación a través de la succión, sino por la necesidad de contacto de ambos. También debería ser en lo posible incrementado el amamantamiento nocturno para mantener la cantidad de leche necesaria.

Si usted no trabaja todos los días es importante que tenga claro que su bebé debe ser exclusivamente amamantado cuando usted está en casa todo el día. En muchos casos se puede comprobar, a través del relato de madres, que sienten mayor producción de leche los días que se quedan en casa, hecho que ellas interpretan como una compensación de la naturaleza.

5.19. Amamantamiento y fertilidad

El amamantamiento tiene un efecto de inhibición de la ovulación tanto más prolongado cuanto más tiempo y más intensamente se amamante. Los estudios que documentan esto son numerosos. En una comunidad rural de Bangladesh, CHEN y colaboradores (1975) comprobaron que, durante 13 meses de amenorrea (falta de menstruaciones) durante la lactancia, hubo una tasa de 5 embarazos cada 100 mujeres por año. Kippley y Kippley (1978) en los Estados Unidos comprobaron que mujeres de buena posición socioeconómica reiniciaban sus menstruaciones a los 14,6 meses promedio cuando amamantaban en forma natural. Para esos autores, el amamantamiento natural implicaba mamadas sin horario, mamadas de noche y acostada, no uso de chupete, ni líquidos, ni jugos, ni complementos, e inicio de sólidos después del quinto mes de vida del bebé. En Chile, Zacharias y colaboradores (1987) siguieron a un grupo de 74 mujeres que no amamantaban y otro de 143 mujeres que amamantaban exclusivamente con pecho a sus hijos. Ninguna de las mujeres de los dos grupos utilizaba métodos anticonceptivos. Entre las que **no** amamantaban, el 72 % estaban embarazadas a los 6 meses del parto y el 85 %, a los 19 meses. En cambio, en el grupo de amamantamiento exclusivo **ninguna** de las 143 mujeres estaba embarazada a los 6 meses y sólo el 6 % de ellas estaban embarazadas a los 19 meses luego del parto.

Según Miriam H. Labbok, cuando las mujeres amamantan seis o más veces en veinticuatro horas, incluyendo mamadas nocturnas, y el bebé recibe exclusivamente el pecho (sin recibir agua, leche, té o chupete), mientras no reaparezca la menstruación después de los 56 días luego del parto, la posibilidad de embarazo antes del sexto mes es del 2 %. Luego de los seis meses, el efecto inhibidor de la ovulación disminuye aunque no desaparece, por lo que en las comunidades en que por tradición las mujeres amamantan dos o más años, dando el pecho con frecuencia a sus hijos, la mayoría de ellas tiene embarazos cada dos o más años.

Rebecca Ramos y col. estudiaron la amenorrea durante la lactancia exclusiva al menos 6 meses en 485 mujeres de Manila, Filipinas. Encontraron que la tasa de embarazo fue del 1 % en los primeros 6 meses y 3 % en las que todavía estaban amemorreicas a los 12 meses. El 75 % de estas mujeres estaba sexualmente activo para el final del tercer mes. Este estudio demostró que la amenorrea lactacional no depende de la abstinencia sexual.

Es conocido que el amamantamiento produce demora en la aparición de ovulación y menstruación. La demora en la ovulación durante el amamantamiento se produce por efecto de la prolactina que inhibe la secreción de hormona folículo estimulante en la hipófisis.

El máximo efecto inhibidor de la ovulación se obtiene cuando se amamanta bajo las siguientes condiciones:

- El niño toma sólo pecho hasta los cinco o seis meses (y no recibe agua, jugos ni leche, ni siquiera ocasionalmente).
- Se da el pecho siete o más veces en veinticuatro horas.
- Hay mamadas nocturnas.
- Se ofrece el pecho también como confortación.
- El tiempo de succión al pecho total diario es de ochenta minutos o más.
- Se comienza a agregar semisólidos desde el quinto mes o más adelante.
- Cuando se comienza con semisólidos se continúa con al menos seis mamadas diarias (incluyendo

una mamada en mitad de la noche) y el tiempo total diario de succión no es menor de sesenta minutos.

A pesar de la demora cierta en la reaparición de la fertilidad provocada por la lactancia natural, algunas mujeres se inquietan por no saber si están embarazadas durante la amenorrea. Pues bien, hay una manera sencilla de reconocer los síntomas de la fertilidad aprendiendo el método de la ovulación de BILLINGS, que yo recomiendo a las parejas que necesitan espaciar los hijos (Apéndice B). Este método puede practicarse durante la lactancia, pero tiene que ser aprendido con instructoras habilitadas para enseñarlo. Son muchas las mujeres que aprendieron el método e informan que la primera aparición de moco fértil vulvar (proveniente del cuello uterino) ocurre muchos meses después del parto, generalmente en el segundo o tercer semestre de vida del niño. También informan que después de este primer aviso, a veces pasan varios meses sin que aparezca de nuevo, sobre todo cuando siguen amamantando con frecuencia.

5.20. Su hijo a los dos meses

Hace rato que sonríe como respuesta a su sonrisa (los niños de pecho sonríen antes que los de biberón) y tiene un lenguaje no hablado con el cual se entiende claramente con usted.

Ya no come tan seguido. De noche ocasionalmente pide más de una vez. Es que come más por comida porque sabe cómo sacar toda la leche que quiere. Es más grande.

Usted ha aprendido a conocerlo bien y se ha adaptado a su modalidad. Como no hay muchas sorpresas ni incógnitas, está más tranquila y más libre. No tiene problemas con el pezón, la leche no le chorrea tan fácilmente y no tiene tantas fluctuaciones en la producción.

Ya puede programar mejor sus actividades porque el niño tiene un horario un poco más regular para comer.

Ahora está segura de que puede dar bien el pecho a su hijo y de que tiene toda la leche que él necesite. Si necesita más, sacará más. El sistema funciona perfectamente y usted se siente realmente madre. Seinicia entonces otro período.

5.21. De los dos a los seis meses

Aquí se acelera el desarrollo de su hijo, al punto que ríe a carcajadas, usa las manos, emite más sonidos guturales y patalea cuando se enoja. Pronto sostiene bien la cabeza y podrá llevarlo cómodamente en brazos (o en porta-bebés), así como también observará que se pone muy contento cuando lo pone en sillas inclinadas para observar el mundo.

En este siglo se introdujo la moda competitiva de dar leche de vaca y alimentos sólidos desde temprana edad. No hay ningún fundamento científico para hacerlo. Más bien existen fundamentos en sentido contrario. Estos son los siguientes:

- Los niños que ingieren leche de vaca y alimentos semisólidos desde el primero o segundo mes de vida reciben cantidades excesivas de calorías y sales.

- El exceso de calorías lleva fácilmente a la obesidad precoz, la que suele desembocar en una obesidad del niño mayor y del adulto.
- El exceso de sales, que no pueden ser eliminadas por los riñones todavía inmaduros del bebé, determinará una retención de sal. Esta tiene dos peligros, uno inmediato y otro tardío. El riesgo inmediato es que si el niño tiene diarrea o vómitos por cualquier causa, puede llegar rápidamente a una deshidratación grave, conocida como deshidratación hipertónica. El riesgo tardío —según algunos autores modernos— consiste en que los niños alimentados así pueden padecer hipertensión arterial cuando adultos, como consecuencia del exceso de sal ingerida cuando muy pequeños.
- Por último, hay otro inconveniente sumamente importante: La introducción precoz de otros alimentos disminuye su producción de leche rápidamente.

Por todas estas razones, no recomiendo empezar con alimentos semisólidos hasta el sexto mes cumplido de vida.

De los dos a los seis meses usted puede ver más claramente cómo su pecho significa no sólo alimento para su hijo, sino también consuelo y bienestar. Sus bajadas de leche están mucho más sincronizadas con el hambre del niño y la comida nocturna se organiza mejor, porque a veces es pedida a última hora de la noche o a primera hora de la mañana.

Existe una creencia, entre los defensores de la alimentación artificial, de que el biberón permite tirones más largos de sueño nocturno. Eso no es cierto. Tanto los niños de pecho como los de biberón pueden pedir alimento de noche y ello no depende tanto del tipo de comida como del tipo de niño. Suelo decir a las madres que los comedores nocturnos son así, independientemente de que sean amamantados o alimentados a biberón. Conozco muchos niños de biberón que lo exigen perentoriamente a las tres de la madrugada.

Alrededor de los cuatro meses de edad, el niño empieza distraerse con cualquier estímulo cuando está amamantado. Esto no tiene mayor importancia, porque en alrededor de dos semanas acostumbrará a prestar atención a los estímulos externos al mismo tiempo que sigue succionando.

El niño que toma pecho como único alimento hasta los seis meses suele rehusar el biberón. Pienso que eso es positivo, porque demuestra que sabe lo que es bueno.

Por último, usted puede sentirse particularmente tentada de dejar de amamantar a su hijo, porque le parece que ya tomó bastante tiempo, o porque puede pensar que su leche no es ya buen alimento para el niño. Eso es un error, porque su leche es el mejor alimento para su hijo y, por otra parte, él necesita tomar de su pecho para completar de la manera más adecuada su maduración afectiva.

A esta edad es frecuente ver que los niños alimentados a biberón toman cuatro o a lo sumo cinco biberones por día; en cambio, los bebés amamantados toman el pecho unas siete veces por día. Esto, que algunas mujeres consideran una desventaja del amamantado, en realidad es una ventaja tanto para la madre como para el hijo, porque las mamadas frecuentes facilitan un mayor contacto y comunicación entre ellos, así como contribuyen a espaciar los hijos (5.19).

5.22. De los seis a los nueve meses. Introducción de nuevos alimentos

A los seis meses, el bebé hace unas dos siestas al día y puede dormir varias horas por noche. Aprendió a anticipar las comidas y las pide a gritos más que con llanto; se enoja si cuando lo tiene en brazos para darle el pecho, no le da. Tiene un gesto típico cuando mama: los brazos levantados, los puños cerrados, rodeándola con un brazo a cada lado del pecho.

A esta edad, el bebé se vuelve extremadamente eficiente. Termina de mamar a veces en cinco minutos y ello se debe a que chupa más fuerte y la leche baja enseguida. Hay madres que creen que el niño está perdiendo interés por el pecho porque termina de mamar muy pronto. Pero lo que sucede es que saca lo mismo o más en menos tiempo.

A continuación, trataré el importante tema de la introducción de otros alimentos, con respuestas a preguntas que suelen hacer las madres.

- "¿A qué edad debe comenzarse con otros alimentos distintos de la leche?"

Según la Organización Mundial de la Salud puede comenzarse con semisólidos a partir del sexto mes cumplido. Es entonces que el bebé empieza a desarrollar madurez digestiva y neurológica para recibir otros alimentos distintos de la leche. Usted notará que a esa edad su bebé se mantiene bien sentado con apoyo, se inclina hacia adelante y abre la boca cuando ve pasar alimentos o ve comer a los demás miembros de la familia.

- "¿Qué se considera alimento semisólido?"

Se considera tal a toda preparación hecha especialmente para bebés, sea papilla de cereal con o sin legumbres, puré de frutas o verduras, hígado cocido y rallado, carne cocida y picada finamente (a cuchillo o con picadora), alimentos agregados a un biberón con leche u otro líquido, huevo cocido y machacado, etcétera.

- "¿Qué se considera alimento sólido?"

Los alimentos que se dan al niño en la forma que los consumen los adultos y que requieren masticación con dientes. Si a un niño se le da pan hecho papilla con leche, se considerará semisólido, pero si simplemente se le da al niño un pedazo de pan, éste será considerado como alimento sólido.

Es razonable que los primeros meses en que se le dan al niño alimentos distintos de la leche, le sean suministrados en forma de semisólidos, dado que no tiene dientes para triturar la comida.

- "¿Qué alimentos deben tenerse en cuenta para iniciar la alimentación semisólida?"

Es muy sencillo: **los mismos alimentos que recomendé a usted para su embarazo y lactancia**. La diferencia será que la leche que le dará será la suya, que al principio le dará semisólidos y no sólidos, y sin condimentos fuertes que quizá le gusta a usted agregar en su comida.

Los cereales y legumbres combinados en proporciones adecuadas representan un excelente alimento para lactantes, tanto los cereales como las legumbres constituyen alimentos corrientes en casi todos los países, son de fácil preparación y pueden reemplazar los alimentos de origen animal (sobre todo cuando éstos no son accesibles por su disponibilidad o costo). En el Apéndice A encontrará algunas recetas sencillas de mezclas de cereal con legumbres, destinadas a los bebés.

Los cereales pueden también combinarse frecuente u ocasionalmente con huevo, carne roja o blanca, o leche. En algunos países (como en la Argentina) suele conseguirse hígado de ternera a módico precio. El hígado es un excelente alimento para combinar con el cereal, porque aporta más proteínas y mucho hierro. La leche es también un buen complemento del cereal porque le agrega un refuerzo calórico y proteico. Pero **tenga en cuenta que cuando va a mezclar cereal con leche debe considerar en primer lugar su propia leche** ¿Qué ventaja tiene esto? En primer lugar, usted está reforzando el cereal con proteínas de la más alta calidad. En segundo lugar, al dar el pecho y además sacarse un extra de leche para la papilla, usted está vaciando más completamente sus pechos y eso permite que se mantenga una buena producción. Cuando prepare un cereal de los que se hierven con agua, agregue su leche cuando el cereal ya está cocido y listo para dar al bebé. En estos casos, conviene que hierva el cereal con un poco menos de agua que lo habitual para que, una vez cocido y dejado entibiar, usted agregue su leche para ablandar la papilla.

Los cereales precocidos del comercio tienen la comodidad de que no se hierven y pueden mezclarse directamente con agua o leche, pero tienen el inconveniente de ser mucho más caros y de menor valor nutritivo que las mezclas caseras de cereal con legumbres.

Como dije cuando hablábamos de la dieta materna, también su hijo necesita comer verduras de todos los colores y todo tipo de frutas, porque él también necesita vitaminas y minerales, que son aportados por estos alimentos. Si su hijo toma quince minutos de sol por día, no necesita vitamina D. Si no toma sol, conviene que le suministre una gota diaria de vitamina D (consulte esto con el pediatra). La espinaca y la acelga deben diferirse hasta después del año cumplido, por su alto contenido de nitritos.

El aceite, la margarina o la manteca, agregados a la comida o cocinados con ella, son especialmente útiles porque aportan mucha energía y también hacen la comida más blanda y sabrosa.

El azúcar da sabor y agrega energía, pero no debe abusarse de él. Pequeñas cantidades por porción (una o dos cucharaditas) son suficientes. Mayores cantidades desequilibran la dieta y traen caries.

- "¿Hay que poner sal a la comida del bebé?".

Los adultos tenemos el gusto pervertido y salamos mucho la comida. Si no lo hacemos, no le sentimos gusto. Pero el niño tiene el gusto sin pervertir y distingue los sabores de los alimentos mejor que nosotros. No aconsejo a las madres poner sal a la comida de sus bebés, por lo menos hasta el año de edad. Controlo muchos niños que comen perfectamente bien sin agregado de sal en su comida.

- "¿Qué cantidad de alimento debe darse por comida?".

Comience con tres cucharaditas y aumente dos o tres cucharaditas por día hasta llegar a unas tres cucharadas soperas colmadas. Hay niños normales que nunca llegan a esa cantidad y hay otros, también normales, que no se conforman con esa cantidad. Adáptese pues al niño que le tocó.

- "Mi hijo rechaza la cuchara".

Déjelo comer con sus manitos, aunque se enchastre todo. Otra alternativa que suele dar buen resultado es darle la papilla con su dedo en vez de la cuchara.

- "¿Cuántos alimentos nuevos por vez?"

Conviene agregar uno o a lo sumo dos alimentos nuevos por semana (como la mezcla de cereal con legumbres). Esto permitirá conocer cuál es el causante si hay una reacción alérgica a los alimentos. Por otra parte, la introducción lenta y sucesiva de alimentos nuevos permite que su niño se acostumbre mejor a digerirlos

- "¿En qué orden deben introducirse los alimentos nuevos?"

Da igual. Si usted introduce uno nuevo por semana, al mes de haber comenzado, ya estará comiendo cereal con legumbres (o con carne, huevo o leche), verduras y frutas pisadas.

- "¿Cuántas veces por día debe comer el bebé?"

Tradicionalmente se recomendó comenzar con una comida diaria y, al llegar a los ocho meses de vida, agregar una segunda comida. Hoy el esquema es diferente y se recomienda dar dos comidas diarias desde casi el principio y tres o cuatro al llegar al noveno mes, aparte de las mamadas. ¿Por qué este cambio?

Porque se comprobó que había muchos bebés que ingerían muy poco alimento por comida y utilizando el esquema tradicional se desnutrían a partir del sexto mes de vida. De acuerdo con estos datos podremos partir la diferencia: si su hijo come poco por vez, debe hacerlo más veces por día; si come mucho por vez, puede comer menos veces por día.

- "¿El niño debe comer solo?"

Hasta los doce meses es preferible que usted alimente al niño aparte, porque hasta esa edad los niños suelen comer más despacio que los mayores. De este modo usted se asegurará de que su hijo comerá cantidad suficiente de alimento. Después del año, el niño podrá participar de la mesa familiar, pero **con su propio plato** porque así usted podrá estar más segura de que come lo suficiente.

- "¿Cómo puedo saber con precisión sí mi niño está comiendo lo que necesita?"

Esta es una pregunta frecuente. Si su hijo tiene buen aspecto, es vivaz y aumenta de peso en forma aceptable, seguramente está alimentándose bien. Pero le recomiendo que en el segundo semestre de la vida de su hijo controle su alimentación y crecimiento mensualmente con el pediatra, como lo hacía en el primer semestre.

- "¿Hay que dar de mamar antes o después de las comidas?"

Cuando el bebé empieza a recibir papillas, su leche sigue siendo el principal y más valioso alimento para él. En consecuencia, si usted no quiere que disminuya su producción de leche por lo menos hasta los nueve meses de su bebé, ofrézcale la papilla después de mamar.

- "¿Hay que lavarse las manos? ¿Cómo guardar los restos de comida?"

Es muy importante la higiene de sus manos cuando va a preparar la comida y va a darla al bebé. Lávese las manos con agua y jabón porque la suciedad trae gérmenes y éstos traen enfermedades.

Después de dar de comer a su niño, si queda algo de comida trate de que la termine otro miembro de la familia o usted misma. Si no es así, los restos pueden ser guardados en la heladera por un día. Fuera de la heladera sólo pueden guardarse una o dos horas en un recipiente con tapa.

Cuando un bebé toma biberón, los restos de leche deben ser tirados.

- "¿Cómo debe comer mi hijo si se enferma?"

Cuando su hijo enferme, no le restrinja los alimentos. Más bien, trate de asegurarse de que coma bien. Si está inapetente, cosa frecuente durante la enfermedad, dele más veces por día comida en pequeñas raciones. En realidad, los niños con fiebre necesitan más alimento y líquido que en buenas condiciones de salud.

- "¿Y los jugos?"

Usted pensará que me olvidé de los jugos, pero no es así. Los jugos se suministran desde el mes de vida para aportar vitamina C cuando un bebé toma biberones. Pero los bebés amamantados no necesitan jugos hasta que comienzan a comer semisólidos, por la sencilla razón de que la leche materna tiene cantidad suficiente de vitamina C. Yo le diría que la que tiene que tomar algún jugo de fruta (cítrico o tomate) es usted.

- "¿Las comidas con papillas reemplazan mamadas?"

En ediciones anteriores decía que "el número de mamadas disminuye paulatinamente a partir de la introducción de otros alimentos distintos de la leche". Ahora no puedo decir lo mismo. La experiencia (esa dura escuela) me mostró que cuando en los primeros dos o tres meses de alimentación con papillas se disminuía el número de mamadas, ocurrían frecuentemente varios problemas conexos.

- El niño recibía menos alimento y se estancaba en el peso, porque su estómago no estaba acostumbrado todavía a recibir la cantidad grande de alimentos que hace falta para sustituir mamadas.
- La madre notaba que le disminuía bruscamente la producción de leche y el bebé comenzaba incluso a rechazar el pecho.
- Se llegaba así a un destete completo cuando el niño tenía seis o siete meses.

Para evitar estos problemas, hoy aconsejo a las madres que mantengan el mismo número de mamadas en los dos o tres primeros meses de alimentación con papillas (al menos, seis mamadas en veinticuatro horas) y que, si así lo quieren, comiencen a pensar en disminuir muy lentamente el número de mamadas a partir del momento en que el niño acepta tres comidas abundantes por día, cosa que suele ocurrir cuando el bebé tiene alrededor de nueve meses.

Algunas madres notan que a partir del momento en que comenzaron con semisólidos, las bajadas de la leche se demoran. "Antes, la leche venia enseguida, ahora no, y mi bebé se enoja." Esta es una frase que he oído muchas veces. Si a usted le pasa eso, asegúrese de que no está apurada cuando va a darle de mamar y utilice recursos para condicionar una bajada más pronta de la leche (lavarse las manos, mojarse los pechos con agua tibia, secarse, exprimirse un poco de leche manualmente, estirarse suavemente el pezón para que se endurezca, sentarse cómoda o acostarse y dar de mamar, y también, utilizar los recursos explicados en 5.8.4).

5.23. Otra vez usted

Entre los seis y nueve meses de su hijo quizás usted piense en dejar el amamantamiento, porque ve que él progresa bien, ya come otros alimentos, supone que va a tolerar la leche de vaca y, además, está quizás un poco cansada.

Yo le aconsejaría que reflexione lo que voy a decirle ahora: en primer lugar, su hijo va a beneficiarse nutricional y psicológicamente si lo sigue amamantando, aunque lo haga menos veces por día. En segundo lugar, usted puede estar cansada porque ya no come tan bien como antes y ha comenzado a tener muchas actividades, algunas de ellas aún postergables.

Aquí es necesario pararse a reflexionar sobre prioridades. En ocasiones, nos metemos en actividades febrilmente, sin pensar un minuto en qué es lo que realmente vale. Actuamos por motivaciones a veces superficiales y, cuando queremos darnos cuenta, estamos abatidos y no podemos llevar a cabo las cosas verdaderamente importantes.

¡Y amamantar al hijo sí que es importante!

Si usted está fatigada, busque las oportunidades de descansar, de salir y distraerse, de caminar. Coma bien y, eventualmente, consulte a su médico para ver si debe tomar vitaminas. Las vitaminas no engordan, la comida mal elegida sí.

Y usted sabe cuáles alimentos engordan.

5.24. El destete

Es el período de la vida de la madre y del niño en el que ambos aprenden a dar y recibir comida, confortación y comunicación de una manera diferente que con el pecho.

El destete debe ser gradual (como todo aprendizaje) y dura entre tres y dieciocho meses. Por lo tanto, es un período importante en la vida de la madre y su hijo. En muchas partes del mundo, el período de destete es peligroso para los niños porque en este lapso muchos de ellos padecen diarreas y desnutrición. La diarrea puede deberse fundamentalmente a la inadecuada higiene en la preparación y conservación de los alimentos. La desnutrición es favorecida por la diarrea y por fallas en cuanto a la calidad, variedad y cantidad de los alimentos de destete que se ofrecen a los niños. También algunos niños se desnutren porque sus madres disminuyen varias mamadas muy pronto, reduciendo de ese modo el suministro del valioso alimento que es la leche materna.

El destete debe ser lento, gradual. No sólo debe coincidir con etapas evolutivas del bebé, sino que hay que encararlo como una relación de dos en que mamá y bebé juntos lo enfrentan de común acuerdo. Todo niño y su madre tienen su tiempo para el destete. Si su hijo necesita algunas mamadas diarias hasta el año y medio o dos años, porque su estabilidad emocional lo requiere, ¿por qué negárselas? La maduración psíquica es una cosa muy personal. Usted conoce a su niño y sus necesidades mejor que nadie.

En muchos países y comunidades del mundo hay millones de niños que son amamantados durante dos y tres años. Es bueno que usted sepa esto para no dejarse influir por quienes dicen que amamantar después del año "arruinará" a su bebé. Pero tampoco quiero que crea que yo digo que tiene que amamantar tal o cual cantidad de tiempo. Lo que sí me atrevo a decir es que a la luz de los conocimientos actuales (antropológicos, nutrológicos, inmunológicos, psicológicos, etc.), parece que el ser humano está diseñado para ser amamantado alrededor de dos años. Considero que el amamantamiento es imprescindible para el primer año de vida y que puede ser muy buena cosa durante el segundo año.

Pero en la vida real hay varios tipos de destete que paso a describir.

El destete completo que se produce antes del cuarto mes de vida se denomina **intempestivo** y es de alto riesgo para la salud del lactante, porque pierde la protección que le brinda la leche materna cuando no ha comenzado a desarrollar suficiente capacidad inmunológica para defenderse por sí solo de infecciones graves de la infancia, muchas de ellas mortales.

Llamo **destete temprano** al que se completa alrededor de los ocho o nueve meses. Hay dos clases de destete temprano: el inducido por el bebé y el inducido por la madre. El primero ocurre con un bebé que va perdiendo interés por el pecho en la medida en que come cada vez más alimentos semisólidos y tiene gran interés por el mundo, las personas y las cosas. Este tipo de bebé maduró muy rápidamente y "sabe" que sigue teniendo a la mamá aunque deje el pecho. Algunas veces he recibido la consulta de madres angustiadas por sentirse como abandonadas por el hijo, o que han perdido algo hermoso sin haber tenido participación en la decisión. Hago saber a estas madres que sus bebés pudieron destetarse así porque maduraron más rápido gracias a los cuidados y estímulos prodigados por ellas. Esta explicación consuela a algunas mamás; a otras, no.

El destete temprano inducido por la madre es bastante frecuente en la cultura urbana, que yo llamo "del pavimento". La madre decide que va a amamantar sólo seis, siete u ocho meses, y aprovecha el comienzo del suministro de papillas para ir suprimiendo mamadas. Quizá desde antes del cuarto mes, previendo el planeado destete, le daba uno o dos biberones por día además del pecho. Me resulta difícil convencer a estas madres para que amamanten más tiempo.

El **destete por mordida** es una forma temprana de destete inducida por la madre, cuando ella no sabe por qué muerde su bebé ni cómo hacer para evitarlo. La capacidad de morder es parte de la maduración normal del bebé antes y durante la dentición. Forma parte del juego normal en el niño. Antes de morder, los bebés relajan la mandíbula y miran a la madre a los ojos. Cuando ella se da cuenta, debe introducir un dedo en su boca y con un "no" firme, retirar el bebé del pecho dando por terminada la mamada.

Así, el bebé aprende rápido a no morder el pecho, sobre todo si se le da la oportunidad de morder otras cosas.

El **destete con desnutrición** puede presentarse en aquellos bebés que al ser amamantados exclusivamente hasta el quinto o el sexto mes, cuando comienzan a recibir papillas se les suprimen mamadas. Estos niños se desnutren porque la sustitución temprana de mamadas por papillas no es equivalente nutricionalmente, sobre todo cuando la cantidad y calidad de los alimentos que recibe aportan menos calorías y nutrientes que la leche materna. Esta desnutrición se previene y también se corrige aconsejando a la mamá sobre cómo hacer las papillas más nutritivas y alentándola a dar el pecho antes de las papillas, en los primeros meses de su incorporación.

El **destete por consejo ajeno** es común en nuestra sociedad, donde está mal visto ver amamantar a niños mayores de un año; de algún modo se lo hacen saber a la madre su marido, las amigas, la abuela y, a veces, hasta el pediatra. Toda esta gente tiene mucha influencia, especialmente sobre las mamás que confían poco en sus propias intuiciones. Recibo muchas consultas acerca de cómo destetar al bebé mayor de un año, que en la entrevista revelan esas presiones del entorno materno. Pregunto directamente a la madre: "¿Qué intuye usted que es mejor para su hijo, destetarlo o seguir?". La respuesta casi segura es que quieren seguir amamantando. En ese caso reaseguro a la mamá diciéndole que confíe en su intuición. A veces, alguna madre agrega que le han dicho que su bebé se atrasará en su maduración y se hará materno-dependiente si lo amamanta después del año. Ese mensaje, además de culpógeno, es una patraña, porque ocurre exactamente lo contrario: los bebés amamantados largo tiempo son más maduros e independientes que los demás.

Una consulta común es la siguiente: "Mi bebé de dieciocho meses hace rato que mama tres veces por día y ahora pide la teta muchas más veces, ¿qué puedo hacer?". Este "qué puedo hacer" tiene que estar precedido del "¿qué pasa?" ¿Sale usted mucho sin el bebé o, si se queda en casa, está tan ocupada en quehaceres o largas conversaciones telefónicas que no tiene tiempo para el bebé?

Evalúe si su bebé no está reemplazando con la teta otras atenciones y estímulos que usted le podría dar y él necesita. Con el crecimiento, la necesidad de mamá no disminuye, sólo cambia.

¿Hay alguna situación que por su importancia enajena su atención y tiempo, como mudanza, peleas, preocupación económica, algún familiar accidentado o enfermo que está internado o que ha fallecido? Los niños sienten la tensión de los adultos, y cualquier situación de cambio puede hacerlos sentirse inseguros, incrementando su ansia de confortación con el pecho.

¿Hay cambios importantes en el desarrollo del niño o está enfermo? Los tiempos de rápido desarrollo o de enfermedad hacen más frecuente también la búsqueda de confortación con el pecho.

Si usted es sensible y atenta a los requerimientos de su niño, cuando él pida de mamar más seguido que de costumbre y usted no esté realmente segura de que necesita mamar, puede ofrecerle otra cosa como una fruta, leerle un cuento o salir juntos. Si él está contento con eso, ya está, pero si insiste en pedir o comienza a llorar, esto puede indicar una real necesidad a la que hay que atender.

El **destete abrupto** suele ser una desgracia para el bebé y para la madre. Ella no sabe cómo destetar el bebé y, generalmente por consejo de otros, deja de darle el pecho de un día para otro, con soluciones drásticas, como ausentarse dejándolo con un familiar por unos días, o ponerse acíbar en los pezones. Es obvio que esto es emocionalmente traumático para el bebé, porque el pecho materno significa, además de comida, confortación y comunicación. Cuando pierde el pecho de golpe, sin alternativas para llenar estas necesidades, la desolación del bebé puede ser muy grande. Para la madre, si no se extrae un poco de leche con regularidad, el destete abrupto puede acarrearle taponamiento de conductos, mastitis y abscesos mamarios.

El **destete natural** es aquel en el que la madre está atenta a las necesidades de su niño y sabe que él tendrá su tiempo y ritmo para destetarse, así como hay diferencias en las edades en que a los niños les brotan los dientes, empiezan a caminar y a hablar.

El destete natural es gradual e imperceptible, y su duración varía de acuerdo con las necesidades propias de cada niño, que son diferentes también según la etapa madurativa que está pasando.

En el segundo año de vida, el niño necesita estímulo con el juego, el canto, la adquisición de destrezas motrices, especialmente para aprender el lenguaje que al comienzo es, sobre todo, una poderosa herramienta de comunicación afectiva. Cuando un niño está bien estimulado, es más probable que se destete él mismo, pero a su propio ritmo, cuando está listo para ello.

Si su bebé deambulador no da señal de querer destetarse y usted decide conducir el destete, para hacerlo gradualmente y con amor, siga los consejos de la Liga de La Leche que se enuncian a continuación:

1. "No ofrezca, no rehúse", Esta técnica permite una reducción gradual en el número de mamadas sin forzar a ninguna de las partes y sin que ninguna de ellas haga concesiones. Puede no ser suficiente con esto y entonces agregarse los consejos que siguen.

2. "Haga un convenio" con el bebé sobre dónde tendrá lugar el amamantamiento. Por ejemplo, limite las mamadas a la privacidad de su casa y la de sus amigos.

3. Disminuya la duración de cada mamada. Luego de una mamada corta, dé a su hijo un juguete interesante o sugiera alguna actividad que particularmente le guste.

4. Distraiga al bebé antes del momento acostumbrado de mamadas poco importantes. Esto trae innovación y requiere la ayuda del padre o algún otro familiar. Los papás pueden presentarse con distracciones divertidas y maravillosas. Las mamadas más importantes, como la de antes de ir a dormir, son las últimas en dejarse.

5. Comience a evitar los lugares acostumbrados favoritos del bebé para amamantado.

6. Refuerce y premie la conducta de no amamantamiento. Una comida favorita, un paseo por la plaza, un extra de upas o agradecerle todo lo que hace por usted son conductas que refuerzan el no amamantamiento y aceleran el proceso de destete.

Si usted ha decidido destetar a su bebé, no le recomiendo que lo haga en pleno verano, por cuanto hay mayor riesgo de que el niño tenga una diarrea. Tampoco es prudente hacerlo cuando está enfermo, convaleciente o en plenas molestias de dentición. Cuando su hijo sólo mame una o a lo sumo dos veces por día, puede hacerle perder la dependencia del pecho con cierta facilidad, si realmente el niño ha sido estimulado, como dije, en todas las áreas del desarrollo y ha aprendido a demostrar y a recibir apego con cosas diferentes de la mamada. Demorar la mamada para que se acostumbre a esperar, darle algo alternativo, como un vaso de jugo o de leche, son técnicas que suelen dar resultado en poco tiempo. Por otra parte, el niño puede también perder interés gradualmente en el pecho, en la medida en que su producción de leche disminuya. Si durante el proceso del destete observa que le queda mucha leche retenida, deberá sacarse un poco manualmente, tanto como para ablandar los pechos.

¿Cómo se desteta a un bebé?

Las historias que se relatan a continuación fueron tomadas —con nombres ficticios— de la consulta en salud. En cada una de ellas pueden verse distintas formas del destete que pueden ser consideradas normales, con los ajustes que cada madre hizo, sea por la prueba y el error o por haber recibido consejos apropiados.

Alejandra habla de su hijo Luis, de once meses: "Comencé a destetado activamente a los nueve meses, más por lo que me decían que por mis propios deseos. Como la leche tardaba cada vez más en bajarme, el bebé comenzó a enojarse y a pegar cuando no venía. Él está en plenas molestias de dentición y busca el pecho como consuelo muy a menudo. Creo que hubiera sido mejor continuar amamantando siguiendo el ritmo y las necesidades de mi bebé, que es lo que estoy comenzando a hacer ahora".

Florencia consulta consternada porque su bebé Matías, de ocho meses y medio, no quiere más el pecho. Hasta el momento de rechazo estaba tomando unas tres o cuatro veces al día mamadas cortas, comiendo por otra parte toda clase de alimentos. Matías es un niño muy activo, sociable, que explora todo con sus manos, a las que usa con gran habilidad. Lo que más desconcierta a su madre es que al niño no parece importarle más el pecho aunque se lleva perfectamente con ella. Para Florencia esto es una ruptura y siente que de golpe algo importante se ha perdido. Como le cuesta resignarse a ello, pregunta si es posible hacerlo volver al pecho. Se le respondió que quizá volviera, pero nunca forzándolo, porque eso alteraría la relación entre ambos; que su sentimiento de pérdida era normal y debía ser compensado con el recuerdo de una lactancia feliz, que nadie le podría quitar; que su niño probablemente estaba maduro para destetarse aunque otros podían necesitar más tiempo. Al mes de esa entrevista, la madre confirma que el destete fue definitivo y que ella estaba conforme con eso.

María Cristina trae a Juan, de quince meses, para consultar sobre la forma de destetarlo, puesto que ignora cómo hacerlo. Los tres hermanos mayores habían sido amamantados menos de un mes, pero con Juan pasó el año porque aprendió a amamantar en un grupo de apoyo a la lactancia. Se le explicó el significado del destete como período de aprendizaje, para llegar paulatinamente a dar y recibir comida, confortación y comunicación de una manera diferente que con el pecho, y se le enseñó la forma de hacerlo en forma gradual, como se describe más arriba. Juan era un niño con buena maduración, estima lado correctamente y educado con firmeza. El destete se completó a los veintiún meses, progresivamente.

Alicia viene con un niño de veintiún meses, Ignacio, que todavía toma pecho. Lo más problemático para su madre es que desde hace un mes pide el pecho con más frecuencia (siete a ocho veces por día) y ella no sabe si alguna vez podrá destetarlo. Ignacio está sano, tiene buen peso, y posee una maduración psicomotriz de acuerdo con su edad. Interrogando, se descubre que Alicia no le enseñó todavía el control de esfínteres y no le pone límites de ninguna clase. Ignacio dice algunas palabras, pero entiende todo. Se sugirió a Alicia que el destete es parte de la educación de Ignacio, quien debe ser ayudado a madurar acuerdo con su edad; que debe fomentar al máximo el desarrollo de su lenguaje y, dentro de esto, incluir la coherencia (sí = sí; no = no), para lo cual es necesario ser firmes. Se le explicó que el niño de esa edad **necesita** padres firmes y que era conveniente que dijera a Ignacio que en algunas situaciones **no** habría teta porque ya era grande. Un mes después, Alicia cuenta que habló con Ignacio y que él entendió perfectamente ("era más inteligente de lo que yo pensaba"), al punto que al subir al automóvil decía: "Auto teta no; teta en la casa". En ese momento, Ignacio tomaba dos mamadas de noche solamente y Alicia estaba viendo la posibilidad de acostumbrarlo a dormirse sin teta con la ayuda de su marido.

Sofía amamanta a Clara, su primera hija (catorce meses, 10.500 gramos) y relata lo siguiente: "La lactancia fue muy buena y no quiero definir un plazo fijo para destetar, sino cuando sea bueno para las dos. En los primeros seis meses, ella mamaba cada dos horas, en los segundos seis meses, se estiraba tres horas. Comenzó con papillas a los siete meses y comía «en serio» a los nueve meses. Ahora mama cuatro veces en veinticuatro horas (dos de día y dos de noche). Pienso que va a disminuir el número de mamadas, de a poco, como lo hizo hasta ahora, a medida que se distrae y aprende cosas nuevas. Creo que en dos meses más no pedirá durante el día. De noche, tengo la incógnita de cómo va a ser el destete; sin embargo, como duerme al lado mío no me molesta darle. Cuando se despierta la palmeteo y le canto a ver si se queda dormida. Clara es una chica madura que aprende rápido lo que le enseño. Cuando me pide teta y le digo que no, ella se adapta fácilmente. Creo que completar el destete no será difícil, sobre todo porque no tengo mayores pretensiones de tiempo. Al fin y al cabo, se está destetando, ¿no es verdad?".

Cuando el destete está concluido, habrá terminado una etapa llena de felicidad para ambos y usted sentirá cierta añoranza. Pero no olvide que luego del destete comienza una etapa de maduración muy importante para su hijo, y si usted lo quiere bien, centrará su felicidad en verlo y en ayudarlo a crecer.

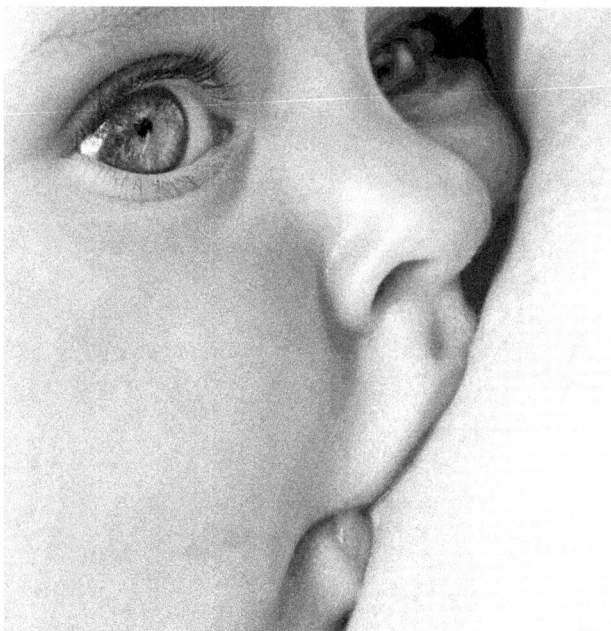

A MANERA DE SÍNTESIS

Usted ha tenido un hijo por amor.

Complete esa tarea sublime dándole el pecho.

Confíe en la gente experta que pueda ayudarla a amamantar con éxito.

Rodéese de un ambiente favorable.

Y esté segura de estar cumpliendo una misión importante en su vida.

BIBLIOGRAFIA CONSULTADA

American Academy of Pediatrics, Committee on Nutrition, "On the feeding of supplemental foods to infants", Pediatrics 65:1178, 1980.

American Academy of Pediatrics, Committee on Nutrition, "Nutrition and lactation", Pediatrics 68:435, 1981.

American Academy of Pediatrics, Committee on Drugs, "The Transfer of Drugs and Other Chemicals Into Human Milk, Pediatrics 108 (3), págs. 776-789, 2001.

APPLEBAUM, R. M., "Métodos actuales para el amamantamiento con éxito", Clínicas Pediátricas de Norteamérica, febrero de 1970, págs. 203-225.

ARMELINI, PEDRO A. SPADARO, JORGE; INCHAURREGUI, ELIDA y PANARIO, ALCIDES, "Alimentación láctea durante los primeros 6 meses de vida", Rev. Hospital de Niños, 18:54, 1976.

Asociación Internacional de Pediatría, Documento Seminario de Montreux, "Recomendaciones para programas de acción destinados a fomentar la alimentación de pecho", Arch. Arg. Ped. 7-8, 1975, pág. 107.

ASQUITH, MARIA TERESA y HARROD, JAMES R., "Reduction of bacterial contamination in banked human milk", The Journal of Pediatrics 95:993, 1979.

AUERBACH, K. G. y GARTNER, M., "Breastfeeding and human milk: their association with jaundice in the neonate", Clin. Perinatol. 14:89-107, 1987.

AVERY, JIMMIE LYNE, "Fundamentals of breastfeeding education and support", Breastfeeding Seminars, Resources in Human Nurturing, International, 1978.

BARGER, J. y BULL, P., A comparison of the bacterial composition of breast milk stored at room temperature and stored in the refrigerator, Int. J. Childbirth Educ. 2:29-30, 1987.

BECCAR VARELA, C., "Lactancia materna. Técnica del amamantamiento", en Nutrición infantil, dirigido por O'DONNELL, A., Ed. Celcius, 1986.

BECCAR VARELA, C., "Papel del pediatra en la promoción de la lactancia materna", Arch. Arg. Ped. 79:192, 1981.

BECCAR VARELA, C., "Actitud del pediatra ante la lactancia materna", Arch. Arg. Ped. 79:372, 1981.

BECCAR VARELA, C., "Criterios esenciales para la promoción de la lactancia materna", Arch. Arg. Ped. 79:451, 1981.

BECCAR VARELA, C., "Incremento deficitario de peso en lactantes alimentados a pecho en el primer trimestre.

I. Factores asociados y breve historia para su detección", Arch. Arg. Ped., 86:275-283, 1988.

BECCAR VARELA, C., "Incremento deficitario de peso en lactantes alimentados a pecho en el primer trimestre. II. Resultados de la intervención pediátrica sobre la duración del amamantamiento, Arch. Arg. Ped., 86:284-287, 1988.

BECCAR VARELA, C., "Destete", en *Lactancia materna. Guía profesional,* Doyma Editorial, 1993.

BECCAR VARELA, C.; DEVOTO, H.; SANTILLAN, J. C., GIGENA, R. y SERANTES, M. "Estudio comparado de niños amamantados en el primer trimestre con incremento normal y deficitario de peso", Arch. Arg. Ped., 92:327-332, 1994.

BECCAR VARELA, C., "¿Es posible la relactación sin dar complementos?", presentado en el 3er Congreso Argentino de Pediatría, 1994, Santa fe.

BECCAR VARELA, C. y MARI, DANIEL, "Actualización de la historia breve para lactantes con incremento deficitario de peso, amamantados exclusivamente", Arch. Argent. Pediatrics, 97 (2), págs.. 124-126, 1999.

BECK WADE, Karen, "Colocación del bebé al pecho durante el amamantamiento", en "Educación en lactancia", editado por Organización Panamericana de la Salud, págs. 171-186, 1990.

BILLINGS, E. y WESTMORE, A., *Método Billings,* Emecé, 1981.

BILLINGS, J., *Amarse en cuerpo y alma*, Ed. Paulinas, 1979.

BILLINGS, J., Fundamento del método de la ovulación, Ed. Paulinas, 1986.

BILLINGS, J., Método de la ovulación. Planificación natural de la familia, Ed. Paulinas, 1981.

BOWLBY, J., *El vínculo afectivo*, Ed. Paidós, 1976.

BOWLBY, J. *La separación afectiva*, Ed. Paidós, 1976.

BREWSTER, D. P., You can breastfeed your baby... even in special situations, Rodale Press, 1979.

BROWN, K. H. et al., "Milk consumption and hydration status of exclusively breast-fed infants in a warm climate", J. Pediatr. 108:677-80, 1986.

BUSTOS, G. J.; WELLER, J.; ROMERO, O. y col., "Predicción y prevención de las enfermedades alérgicas en el niño", Arch. Arg. Ped. 84:164-168, 1986.

CAMERON, M. y HOFVANDER, Y., Manual sobre alimentación de lactantes y niños pequeños, FAO, 1980.

CANNATA, M. A. y ZUBIZARRETA, E., *Planificación familiar*, Ed. Paulinas, 1981.

CHEN, L. C. y col., "Estudio prospectivo de la dinámica del intervalo entre nacimientos en Bangladesh rural" (en inglés), Population Studies 28:277, 1975.

CHANDRA, R. K. et al., "Influence of maternal food antigen avoidance during pregnancy and lactation on incidence of atopic exzema in infants", Clin. Allergy 16:563-569, 1986.

COTTERMAN   KYLE,   JEAN,   "Reverse   pressure softening" www.health-e-learning.com, mayo 2002.

CUNNINGHAM, A. S., "Morbidity in breast-fed and artificially fed infants", The Journal of Pediatrics 90:726-729, 1977.

CUNNINGHAM, A. S., "Morbidity in breast-fed and artificially fed infants II", The Journal of Pediatrics 95:685, 1979.

CUNNINGHAM, A. S.; JELLIFFE, D. y JELLIFFE, F. "Breast-feeding in the 1980's: A global epidemiological review", The Journal of Pediatrics, 118:659-666, 1991.

DALY, S. et.al., "The short-term synthesis and infant-regulated removal of milk in lactating women", Exp Physiology, 78:209-220, 1993.

DALY, s. "Frequency and degree of milk removal and the short-term control of human milk synthesis", Exp Physiology, 81(5): 861-875, 1996.

DANZIGER, Y. et al., "Transient congenital hypothyroidism after topical iodine in pregnancy and lactation", Arch. Dis. Child 62:295-296, 1987.

DECARVALHO, M. et al, "Frequency of milk expression and milk production by mothers of nonnursing premature neonates", Am. J. Dis. Child 139:483-485, 1985.

DECARVALHO, M.; ROBERTSON, S.; FRIEDMAN, A. y KLAUS, M. H., "Effects of frequent breast feeding on early milk production and infant weight gain", Pediatrics 72:307, 1983.

DETTWYLER K. A., "A time to wean", Breastfeeding Abstracts, 1994.

DEWEY, K. G. y LONNERDAL, 13., "Infant self-regulation of breast milk intake", Acta Paediatr. Scand. 75:893-898, 1986.

DCWEY, K. G.; Husmo, m. J. y NOMMSEN, L. A., "Maternal weight-loss patterns during prolonged lactation", Am. J. Clin. Nutr., 58:162-166, 1993.

DIAZ ROSSELLO, J. L.; GUERRA, V.; STRAUCH, NI.; RODRIGUEZ REGA, C. y BERNARDI, R., *La madre y su bebé: primeras interacciones,* Ed. Roca Viva, 1991.

DREWETT, R. F., "Returning to the suckled breast: a further test of Hall's hypothesis", Early Hum. Dev., 6:161, 1982.

DUSDIEKER, L. B. et al., "Effect of supplemental fluids on human milk production", J. Pediatr. 106:207-211, 1985.

ELIAS, M. T. et al., "Nursing practices and lactation amenorrhea", J. Biosoc. Sci. 18:1-10, 1986.

ESCALERA, J.; GOMILA, A.; ARMELINI, P. y MAURE, C. "Factores que predisponen al abandono de la alimentación materna", Semana Médica 150:341, 1977.

EWY, D. y R., *Preparation for breast feeding,* Doubleday Dolphin Books, 1975.

FARQUHARSON, J.; COCKBURN, F. et al., Infant cerebral cortex phospholipid fatty-acid composition and diet, The Lancet, 340:180-183, 1992.

FOUKAS, M. D., "An antilactogenic effect of pyridoxine", The Journal of Obstetrics and Gynecology of the British Commonwealth, 80:718-720,1973.

FRANTZ, K. B.; FLEIS, P. M. y LAWRENCE, R. A., "Management of the slow-gaining breastfed baby", Keeping Abreast, Journal of Human Nurturing 3:287, 1978.

FROELICH, E., *Algunas ideas sobre el destete*, Liga de la Leche Internacional, traducción 1989, publicación N° 125.

GOLDMAN A. S. et al; "Immunologic factors in human milk during the first year of lactation", The Journal of Pediatrics, 100:563, 1982.

GOTSCH, G. *Lactancia del bebé prematuro*, Liga de la Leche Internacional, traducción 1992, publicación N° 26.

GREER, F. R. *et al.*, "Water-soluble vitamin D in human milk: a myth", Pediatrics 69:238, 1982.

GROOS, S. J. *et al,,* "Composition of breast milk from mothers of preterm infants", Pediatrics 68:490, 1981.

HALE, THOMAS W., "Medications and Mothers'Milk", Pharmasoft Publishing, 2002.

HALL, B., "Changing composition of human milk and early development of an appetite control", The Lancet, 1971, pág. 779.

HEINIG, M. J.; NOMMSEN, L. A.; PEERSON, J. M. *et al.*, "Energy and protein intakes of breast-fed and formula-fed infants during the first year of life and their association with growth velocity: the Darling Study", Am. J. Clin. Nutr., 58:152-161, 1993.

HOFFMAN, J. B., "A suggested treatment for inverted nipples", Amer. J. Obstet. Gynec., 66:346, 1953.

HUBBARD, E., "How we solve breast-feeding problems", RN Magazine, 33:1, 1970.

HUFFMAN, S. L., *Promotion of breastfeeding: can it really decrease fertility?*, Centro de Documentación sobre Alimentación Infantil y Nutrición Materna, 1986.

HUNZIKER, U. A. y BARR, B. G., "Increased carrying reduces infant crying: a randomized controlled trial", Pediatrics 77:641-648, 1986.

JAKOBSSON, I. *et al.*, "Dietary bovine beta-lactoglobulin is transferred to human milk", Acta Paediatr. Scand. 74:342-345, 1985.

JELLIFFE, D., "Tendencias mundiales en la alimentación del lactante", Archivos Argentinos de Pediatría, 75:2, 1977.

JELLIFFE, D. y JELLIFFE, P., *Human milk in the modern world*, Oxford University Press, 1978.

JOAQUIM, M. C. M. *et al.*, "The advantages of human milk in the feeding of the premature infant", J. Trop. Pediatr. 31:43-48, 1985.

JONES, D. A. y WEST, R. R., "Lactation nurse increases duration of breast feeding", Arch. Dis. Child 60:772-774, 1985.

KARJLAINEN, J.; MARTÍN, J. M. et al., "A bovine albumin peptide as a possible trigger of insulin-dependent diabetes mellitus", The New England Journal of Medicine, 327:302-307, 1992.

KENT, J., "Physiology of the expression of breast milk, part 2", Presented at the Medela Innovations in Breast Pump Research Conference, Boca Raton, Florida, julio 2002.

KIM, M. y KIM, F., Primary child care, Book one, Oxford University Press, 1978.

KIPPLEY S., Breast-feeding and natural child spacing, Penguin Books, 1978.

KIPPLEY, J. y KIPPLEY, S., The art of natural family planning, The Couple to Couple League, 1979.

KLAUS, M. H. y KENNELL, J. H., La relación madre e hijo, Ed. Médica Panamericana, 1978.

KLAUS, M. H. y KENNELL, J. H., Parent-infant bonding, The C.V. Mobsy Company, 1982.   s y

KRAMER, M. S., "Do breast-feeding and delayed introduction of solid foods protect against subsequent obesity?", The Journal of Pediatrics 98:883, 1981.

LABBOK, M. H. y HENDERSHOT, G. E., "Does breast-feeding protect against malocclusion? An analysis of the

1981 child health supplement to the national health interview survey", Am. J. Prev. Med. 3:227-232, 1987.

LABBOK, M. H., "La lactancia materna y la fecundidad", en *Educación en lactancia para los profesionales de la salud*, OPS/OMS y Georgetown University, 1990.

LAWRENCE, RUTH, Breastfeeding, a guide for the medical profession, The C.V. Mosby Company, 1985.

LAWRENCE, R., *La lactancia materna*, The C.V. Mosby Company, 1996.

LAWRENCE, R., "Relationship of drugs to breast milk and effect on infant", en *Breastreeding, a guide for the medical profession*, The C.V. Mosby Company, 1985.

LEJARRAGA, H. y ARMELLINI, P., "Problemas de crecimiento en el primer año de vida", Programa Nacional de Actualización Pediátrica, sociedad Argentina de Pediatría, módulo 2, 1993.

LEMONs, P. *et al.*, "Breast-feeding the premature infant", Clin. Perinatol, 13:111-122, 1986.

Liga de la Leche Internacional, *El arte femenino de amamantar*, Ed. Diana, 1990.

LOZOFF, B. *et al.*, "The mother-newborn relationship: limits of adaptability", The Journal of Pediatrics 91:1, 1977.

LUCAS, A. *et al.*, "Modalidad de la emisión de leche en lactantes amamantados", The Lancet 2:57, 1979, citado en Year Book of Pediatrics, 1981.

LUCAS. A.; MORLEY, R. *et al.*, "Breast milk and subsequent intelligence quotient in children born preterm", The Lancet, 339:261-264, 1993.

MAGLIO, M. y E., Síndrome de amor. El espectacular desafío de criar un niño con síndrome de Down, Holos Ed., Buenos Aires, 1994.

MAHLER, M., El nacimiento psicológico del infante humano, Ed. Marymar, 1977.

MANCEDO, C. G., "Infant mortality in the Americas", PAHO Bulletin, 22:303-312, 1988.

MARTINEZ, J. C., El increíble universo del recién nacido, Ed. Lidiun, 1993.

MARTINEZ, J. C., El bebé prematuro y sus padres. Medicina y amor, Lidiun, 1993.

MARTINEZ SANCHEZ, L. y col., "Uso del chupete: beneficios y riesgos", An Esp Pediatr, 53:580-585, 2000.

MCGEORGE, D. D., "The Niplette: an instrument for the non-surgical correction of inverted nipples", British Journal of Plastic Surgery, 47:46-49, 1994.

McMILLAN, J. A. y OSKI, F. A., "Iron nutrition in the breast fed", Keeping Abreast Journal 2:33, 1977.

MCTIERNAN, A. y THOMAS, D. B., Evidence for a protective effect of lactation on risk of breast cancer in young women: results from a case-control study, Am. J. Epidemiol. 124:353-358, 1986.

MEAD, M., *El hombre y la mujer*, Compañía General Fabril Editora, 1961.

MEIER, P. y ANDERSON, G. C., "Responses of small preterm infants to bottle-and breast-feeding", MCN 12:97-105, 1987.

MEIER, P., "Nipple shields for preterm infants: Effect of milk transfer and duration of breastfeeding", J. num Lact, 16(2): 106-14, 2000.

MOHRBACHER, NANCY y STOCK, JULIE, "Breastfeeding Answer Book", Leche League International, 2003.

MONTAGU, A., Touching. The human significance of the skin, Harper Row Publishers, 1978.

NEWCOMB, P. A., STORER, B. E.; LONGNECKER, M. P, *et al.*, "Lactation and reduced risk of premenopausal breast cancer", The New England Journal of Medicine, 330:81-87, 1994.

NEWMAN, J.y PITMAN, T., "The ultimate Breastfeeding Book of answers", Roseville, California, págs. 82-83, 2000.

NEWTON, N. *et al.*, *Psychological aspects of lactation*, The New England Journal of Medicine, 277:1179, 1967.

NEWTON, N., *Maternal emotions*, Paul B. Hoeber Inc., Medical Book Department of Harper Brothers, 1978.

NICHOLSON, W. L., "Cracked nipples in breast feeding mothers: a randomized trial of three methods of management", Breastfeeding Review 9:25-27, 1986.

NYSENBAUM, A. N. y SMART, J. L., "Sucking behavior and milk intake of neonates in relation to milk fat content", Early Hum. Dev. 6:205, 1982.

O'BRIEN, T. E., "Excretion of drugs in human milk", American Journal Hospital Pharmacy 31:844, 1974.

O'DONNELL, A. y col., "Estudios sobre alimentación y nutrición del prematuro", Arch. Arg. Ped., 78:812-817, 1980.

Organización Panamericana de la Salud, *El valor Incomparable de la leche materna*, publicación científica N° 250, 1972.

PERSSON, L. A., "Multivariate approaches to the analysis of breast-feeding habits", WHO Bull. 63:1129-1136, 1985.

PITTARD, W. B. *et al.*, "Bacteriostatic qualities of human milk", J. Pediatr. 107:240-243, 1985.

Population Reports, *Breast-feeding, fertility and family planning*, Population Information Program, The Johns Hopkins University, Serie J, N°24, 1981.

PRENA, K. *et al.*, "Lactación y fertilidad", Am. J. Clin. Nutr. 32:1298, 1978, citado en Year Book of Pediatrics, 1981.

PRYOR, K., Nursing your baby, Pocket Book, 1973.

RAMOS, R.; KENNEDY, K. I. y VISNESS, C. M., "Effectiveness of lactational amenorrhea in preventions of pregnancy in Manila", British Medical Journal, 313:909-912, 1996.

RAPHAEL, D., *The tender gift: breastfeeding*, Schocken Books, 1976.

REAMER, S. B. y SUGARMAN, M., "Breast feeding beyond six months: mothers perceptions of the positive and negative consequences", J. Trop. Pediatr. 33:93-97, 1987.

REIFF, M. I., "Hospital influences on early infant-feeding practices", Pediatrics 76:872-879, 1985.

RIORDAN, J. y AUERBACH, KATHLEEN, "Breastfeeding and human Lactation", Jones and Bartlett Publishers, Toronto, Canadá, segunda edición, 1999.

Rosso, P., "Incrementos ponderales durante el embarazo", en *Taller sub-regional sobre lactancia materna y nutrición materno-infantil*, Organización Panamericana Sanitaria, 1980.

ROYAL COLLEGE OF MIDWIVES, "Successful breastfeeding", Livingstone, Londres, págs. 49-50, 2002.

SEARS, MARTHA y WILLIAM, "The Breastfeeding Book", Little Brown and Company, Boston, 2000.

SERANTES, N. A., "Nutrición y embarazo", El Día Médico, 1, 53: 15-20, 1981.

SIMOES, E. A. F. y PEREIRA, S. M., "The growth of exclusively breastfed infants", Ann. Trop. Paediatr. 6:17-21, 1986.

SHRAGO, L., "Glucose water supplementation of the breastfed infant during the first three days of life", J. Human Lact. 3:82-86, 1987.

STRODE, M. A. *et al.*, "Effects of short-term caloric restriction on lactational performance of well-nourished women", Acta Paediatr. Scand. 75:22-29, 1986.

TAUBMAN, B., "Clinical trial of the treatment of colic by modification of parent-infant interaction", Pediatrics, 74:998-1003, 1984.

TAUBMAN, B., "Parental counseling compared with elimination of cow's milk or soy milk protein for the treatment of infant colic syndrome: A randomized trial", Pediatrics, 812:756-761, 1988.

TAYLOR, P. M. *et al.*, "Early suckling and prolonged breast-feeding", Am. J. Dis. Child 140:151-154, 1986.

WEICHERT, C., "Breast-feeding: first thoughts", Pediatrics 56:987, 1975.

WHITE, M., *Breastfeeding and drugs in human milk*, Liga de la Leche Internacional, 1979.

WINBERG, J. *et al.*, "Does breast milk protect against septicaemia in the newborn?", The Lancet, 1971, pág. 1091.

WINNICOT, D. W., El proceso de la maduración en el niño, Ed. Laia, 1975.

WOOLRIDGE, M. W., "The anatomy of infant sucking", Midwifery 2:164-171, 1986.

WOOLRIDGE, M. W., "Aetiology of sore nipples", Midwifery 2:172-176, 1986.

WOOLRIDGE, M. W. y FISHER, C., "Colic, overfeeding, and symptoms of lactose malabsoption in the breastfed baby: a possible artifact of feed management", Lancet 2(8607):382-84, 1988.

World Health Organization, Contemporary patterns of breast-feeding, 1981.

World Health Organization, *Guidelines for training community health workers nutrition*, WI-10 Offset, publicación N2 59, 1981.

WOSCOBOINIK, J., Psicoprofilaxis de la lactancia materna, Ed. Paidós, 1972.

ZACHARIAS, S. *et al.*, "Return of fertility in lactating and non-lactating women", J. Biosoc. Sci. 19:163-169, 1987.

ACTUALIZACIONES

HISTORIA BREVE PARA LACTANTES EXCLUSIVAMENTE AMAMANTADOS CON INCREMENTO DEFICITARIO DE PESO (IDP)[1]

CARLOS BECCAR VARELA[2]

DANIEL MARI[3]

En 1988, se publicó una Historia Breve para lactantes exclusivamente amamantados con IDP[4], la que, ligeramente modificada, fue utilizada en un estudio posterior[5]. Por sugerencia del Dr. RAUL MERCER[6], presentamos esta actualización de la Historia Breve (ver cuadro) con preguntas que han sido modificadas, para

---

[1] Arch Argent Pediatr, 97(2).124-126, 1999.

[2] Centro de Estudios de Lactancia Materna, Sarandi 124, Beccar, Buenos Aires.

[3] Asesor médico del grupo de apoyo a la lactancia materna "Amamanta".

[4] BECCAR VARELA, C., incremento deficitario de peso en lactantes alimentados a pecho en el primer trimestre. I. Factores asociados y breve historia para su detección", Arch. Arg. Ped., 86:275-283, 1988.

[5] BECCAR VARELA, C.; DEVOTO, ti. ; SANTILLAN J.C.; GIGENA, R. y SERANTES, M, "Estudio comparado de niños amamantados en el primer trimestre con incremento normal o deficitario de peso", Arch. Arg. Ped., 92:327-332, 1994.

[6] MERCER, R., comunicación personal, 1995.

hacerlas más autoexplicativas, y con el agregado de otras, consideradas actualmente importantes en el estudio de lactantes con IDP.

Preguntas modificadas:

Pregunta 5. Proponemos aquí considerar como "muy activo" al lactante del primer trimestre que llora 3 o más horas, en las 24 horas del día, porque éste fue el punto de corte en un estudio previo[7].

Pregunta 6. Creemos que el bebé menor de 3 meses puede ser considerado "muy plácido" cuando duerme más de 3 horas 3 o más veces en 24 horas, porque esto conllevará un menor número de mamadas (4 a 6 por día), con el consiguiente escaso estímulo de succión que genere una buena producción materna de leche.

Pregunta 7. Consideramos que un bebé recién nacido puede prenderse mal en la primera puesta al pecho, debido a que puede lamer el pezón, no tener interés o haber recibido agua dextrosada con biberón previamente a la primera puesta al pecho (lo cual es una mala práctica). En cambio, si se prende mal en todas las mamadas del primer día, probablemente haya una dificultad que se prolongará en los días y semanas siguientes.

Preguntas agregadas:

---

[7] HUNZIKER, V.A. y BARRI Boa, "Increased carrying reduces infant crying: a randomized controlled trial", Pediatrics 77:342-5, 1986.

Pregunta 13. Varios estudios[8] muestran que la nicotina disminuye la respuesta de la prolactina y la ocitocina a la succión.

Pregunta 14. Se incluyó porque el alcohol, en grandes cantidades, puede inhibir la lactancia[9].

Pregunta 17. Algunos bebés toman sólo el pezón con la boca y lo mascan al mamar, lo que causa dolor y grietas. Los labios deben estar a 2,5 centímetros por fuera de la base del pezón para que sea posible comprimir los colectores de leche mediante el movimiento de abajo hacia arriba que realiza la mandíbula. Cuando el labio inferior está invertido, impide a la lengua montarse sobre la encía inferior para iniciar el movimiento de expresión de la aréola de adelante hacia atrás. Para evitar estos inconvenientes, se recomienda utilizar las técnicas descriptas en la "Orientación" pertinente[10].

---

[8] LAWRENCE, R., La lactancia materna, Mosby/Doyma, Madrid, 1996, págs. 782 y 783; 778 y 779. LucK, W. y NAU, FE, "Nicotine and cotinine concentrations in serum and urine of infants exposed via passive smoking or milk from smoking mothers", J. Pediatr. 107:816, 1985. LucK, W. y NAU, 11., Micotine and cotinine concentrations in the milk of smoking mothers: influence of cigarette consumption and diurnal variation", Eur. J. Pediatr. 146;21, 1987. STELDINGER R. y LUCK, W., "Half-lives of nicotine in breast milk of smoking mothers: implications for nursing", J. Perinat. Med. 16; 261, 1988.

[9] LAWRENCE, R., La lactancia materna, Mosby/Doyma, Madrid, 1996, págs. 782 y 783; 778 y 779.

[10] BECK WADE, K., "Colocación del bebé al pecho durante el amamantamiento: evaluación y técnicas esenciales de lactancia que el personal de enfermería y los especialistas clínicos deben conocer". En RODRIGUEZ GARCIA, R.; SCHAEFER, L.A. y JUNES, j.

Pregunta 18. Las causas más frecuentes de falla de la succión intensa, rítmica y amplia son la succión débil y/o la aleteante. Estas son fácilmente corregibles, moviendo con el dedo índice el mentón del bebé hacia abajo ampliamente y luego hacia arriba, una vez por minuto aproximadamente, para enseñar al bebé cómo debe succionar[11].

Pregunta 21. El bebé hipatónico mamará mejor si se lo coloca horizontal sobre un almohadón puesto arriba de la falda. La mamá debe levantar un poco la mama con los dedos meñique, anular y mayor, dejando libres el índice y el pulgar para sostener con ellos la mandíbula del bebé[12]. El bebé hiperteinico puede mamar mejor si se lo coloca a caballo del muslo materno o de un almohadón sobre el muslo. Para que el bebé mame relajado, la mamá debe sostener la espalda del bebé con la palma de la mano, y la cabeza, con los dedos índice y pulgar detrás de las orejas del bebé[13].

(eds.), *Educación en lactancia para los profesionales de la salud*, OPS, Washington DC, 1990, págs. 171 a 186.

[11] Mohrbacher, N. y STOCK, J., Breastfeeding answer book, Liga de la Leche Internacional, 1991, pág. 61, Schaumburg IL, EE.UU.
[12] Danner, S. y Cerutti, E., Nursing your baby with Down's Syndrome, Childbirth Graphics, Nueva York, 1984.
[13] Schellhorn, C. y Valdes, V., Lactancia materna, Ministerio de salud de Chile Y UNICEF, 1995, pág. 127.

Historia breve para lactantes exclusivamente amamantados con incremento deficitario de peso (Actualizada)

Nombre y apellido:...

Fecha:..

Intervalo entre pesadas:.............................

Aumento diario:...

Interrogatorio	Respuesta correcta	Respuesta de riesgo	Orientación
El bebé: 1. ¿Mama menos de 8 veces en 24 hs.?	No	Sí	Ofrecer el pecho 8 a 12 veces en las 24 hs.
2. ¿Está más de 10 minutos en cada pecho?	No	Sí	Las mamadas efectivas no suelen pasar de 10 minutos por pecho
3. ¿Hace más de 10 pausas durante toda la mamada?	No	Sí	Cuando hace pausa mayor de 3 segundos empuje la barbilla hacia arriba para que retome la mamada.
4. ¿Eructa con facilidad en todas las mamadas?	Sí	No	Hágalo eructar inclinándolo sobre el vientre en ángulo de 45°.

Interrogatorio	Respuesta correcta	Respuesta de riesgo	Orientación
5. ¿Llora 3 o más horas en las 24 horas?	No	Sí	Sedarlo con música, paseos, baños, y upa 3 o más horas diarias.
6. ¿Duerme más de 3 hs., 3 o más veces en 24 hs.?	No	Sí	Despertarlo cada 2 o 3 horas (de día) para amamantarlo.
7. ¿Se prendió bien al pecho el primer día?	Sí	No	Observar posición, adhesión boca-pecho y succión.
La mamá: 8. ¿Se siente cómoda durante la mamada?	Sí	No	Relájese. Ponga un almohadón entre su falda y el bebé.
9. ¿Está usted muy cansada?	No	Sí	Pida ayuda por 1 o 2 semanas a algún familiar o amiga. Coma variado y no saltee comidas. Repose unos minutos varias veces.
10. ¿La alienta su marido a que amamante al	Sí	No	Si no la alientan, diga que los quiere

Interrogatorio	Respuesta correcta	Respuesta de riesgo	Orientación
bebé?			conocer.
11. ¿La alienta su mamá para que amamante?	Sí	No	Cuando concurren, elogie a la mujer ante ellos por lo bien que cría.
12. ¿Estuvo tensa o ansiosa últimamente?	No	Sí	Animarla a explayarse. Eventual derivación psicológica.
13. ¿Fuma cigarrillos? Cantidad diaria:	No	Sí	Debe dejar el cigarrillo, o fumar menos de 4 y después de amamantar.
14. ¿Toma bebidas alcohólicas? Cantidad diaria:	No	Sí	Si no puede dejar, beber no más de 0,5 g. de alcohol por kilo de peso materno y por día.
15. Toma anticonceptivos con estrógenos?	No	Sí	Suspenderlos.
Observación de la mamada: 16. **Posición**: el bebé está enfrentado y pegado a la madre	Sí	No	Corregir posición.

Interrogatorio	Respuesta correcta	Respuesta de riesgo	Orientación
17. **Adhesión boca-pecho**: la boca abarca aréola y los labios están evertidos	Sí	No	Estimular el labio inferior y cuando abre bien la boca acercarlo a la mama. Si tiene los labios invertidos, evertirlos con un dedo.
18. **Succión**: intensa, rítmica y amplia	Sí	No	Moverle el mentón hacia abajo y arriba, cada tanto.
Exámenes 19. Mama y pezón normales	Sí	No	Corrección según el problema.
20. Madre sana	Sí	No	Corrección según el problema.
21. Bebé con hipotonía o hipertonía	No	Sí	Hipotonía: Colocar el bebé bien horizontal. Rodearle la mandíbula con el índice y el pulgar. Hipertonía: Posicionarlo "a caballo" y sostenerle espalda y

Interrogatorio	Respuesta correcta	Respuesta de riesgo	Orientación
			nuca con una mano.
22. Bebé sano	Sí	No	Corrección según el problema.

Agregados a las Orientaciones de la Historia Breve

En los puntos 2, 3 y 18: Compresión de pecho (ver 4.3).

En el punto 19: Cuando hay tensión láctea con ingurgitación mamaria, utilizar la técnica de la "Presión reversa de ablandamiento", descripta en 4.8. e ilustrada en las fotografías 9, 10 y 11.

¿CÓMO SE PRODUCE LA LECHE?[14]

Entre mamadas la secreción láctea se forma de manera ininterrumpida en los alvéolos mamarios productores de la leche. Hay excreción de glóbulos adiposos y gránulos de proteínas pasivamente por mecanismo de diálisis. Esta forma de excreción **espontánea** origina leche diluida con concentración baja de grasa (2 %) y proteínas, que se vacía en los conductos lactíferos donde espera ser ingerida por el niño la siguiente vez que se le dé el pecho. Esta **primera leche** forma el 33 %, aproximadamente, del volumen total aprovechable por el lactante en una mamada.

Pero hay otra forma de producción de leche que es **provocada** por la succión del bebé, por la cual se estimulan propioceptores en el pezón y el borde areolar y se transmiten impulsos por nervios somáticos aferentes y el sistema nervioso central hasta la región del hipotálamo; éste estimula la adenohipófisis, que secreta prolactina, la cual llega por vía sanguínea a los alvéolos y los hace secretar leche. Dos a tres minutos después (en ocasiones antes) este mismo estímulo generado por la succión hace que la neurohipófisis secrete ocitocina, la cual llega también por vía sanguínea a la glándula

---

[14] Nota: Esta actualización fue publicada en el No 7 de la revista "Mamando". La dirección de esta revista autorizó su publicación en edición.

mamaria provocando la contracción de las células mioepiteliales que rodean a los alvéolos, rompiéndose las membranas de las células secretorias y haciendo explosión hacia el sistema de conductos la leche con glóbulos de grasa y partículas de proteínas mayores y más concentrados. Esta forma provocada de excreción se llama mecanismo de **expulsión o bajada** y es un reflejo neurohumoral regido estrictamente por el acto de la succión. Esta segunda leche es rica en grasa (4 a 7 %) y le corresponde en volumen el 66 % de la leche que recibe el niño en una mamada[15].

Cuando baja la leche, la madre puede sentir llenado, pinchazos o alfileres en el pecho y/o puede observar que el otro pezón pierde leche o que su bebé se atraganta o empieza a deglutir con más frecuencia.

Factores que influyen en mayor o menor producción de leche

La producción materna de la leche y la ingesta de la misma por e lactante están influenciadas por los siguientes factores:

Frecuencia de las mamadas

La lactancia exitosa a largo plazo depende del desarrollo de adecuados receptores de prolactina durante el período de control endócrino, el que a su vez parece depender de la frecuencia de las mamadas: a mayor frecuencia de las mamadas, mayor es el desarrollo de los

---

[15] APPLEBAUM, R. M., Métodos actuales para el amamantamiento con éxito, Clínicas Pediátricas de Norteamérica, febrero de 1970, págs. 203-225.

receptores. De Carvalho demostró que en las primeras semanas después de nacer los bebés amamantados a demanda lo hacían promedio 10 veces por día y aumentaban más de peso a la vez que sus madres producían más leche, que los bebés amamantados a horario fijo con 7 mamadas por día, quienes aumentaban menos peso y sus madres producían menos leche[16].

Pero debe entenderse qué significa ser "amamantado a demanda". Un bebé que está listo para mamar muestra seriales bastante antes de llorar a gritos y aun antes de despertarse. Primeramente el bebé puede moverse, darse vuelta o estar inquieto durante el sueño. Si su mano está cerca de su cara, él comienza a buscarla y aun intenta succionada o a cualquier cosa que esté cerca de su boca. Una madre amamantadora experimentada que está cerca de su bebé, habitualmente discierne rápidamente las necesidades de su bebé y lo pone al pecho temprano en esta secuencia de seriales. Cuando en vez de dar el pecho ante estas seriales, se lo hace esperar con el uso del chupete porque "no le toca mamar", el resultado también será una menor producción de leche, y lactancias al pecho de menor duración total[17].

El llanto prolongado es, además de un signo tardío de hambre en el bebé, un determinante de mala capacidad

---

[16] DE CARVALHO et al, Effect of frequent breastfeeding on early milk production and infant weight gain, Pediatrics 1983, 72, págs. 307-311.

[17] MIRASO, L. y BARGER, J., Cue Feeding: Wisdom and Science Breastfeeding ABSTRACTS, mayo de 1999, vol 18, No 4, págs. 27-28.

para acoplarse bien al pecho y mamar adecuada y plácidamente. Un recién nacido al que se lo deja llorar aun por pocos minutos puede volverse muy desorganizado v tener un tiempo de prendida al pecho y de succión muy dificultosos. Como resultado el bebé a menudo no toma tanta leche como él necesita y si esta escena se repite, la producción de leche materna decrecerá con el tiempo. Esta es una forma por la cual las comidas a horario pueden inhibir la producción materna de leche[18].

El grado de vaciamiento del pecho en cada mamada

La medida de la síntesis de leche entre mamadas varía de acuerdo con el grado de llenado del pecho, cuanto más lleno está el pecho más tienta es la tasa de producción láctea, e inversamente, cuanto más vacío esté, el pecho más rápida será la tasa en que la leche sea reemplazada. Para lograr buenos vaciados del pecho se requieren adecuada posición para amamantar, correcta adhesión boca-pecho y un bebé que succiona con movimientos amplios y rítmicos, con degluciones audibles por su mamá. Es importante enseñar y vigilar estos aspectos en los primeros días después del parto, porque así se logrará buena producción de leche y lactancias más prolongadas[19].

La concentración grasa de la leche al inicio de la mamada

---

[18] Idem.
[19] Idem.

Los niveles de grasa premamada están inversamente relacionados con la duración del intervalo entre las mamadas. Cuando la frecuencia y duración de las mamadas son restringidas por comidas a horario predeterminadas, el resultado puede bien ser que el lactante consuma menos grasa y que haya síntomas de insuficiencia láctea y subalimentación. Las concentraciones grasas de la leche pueden ser maximizadas incrementando tanto la frecuencia de las mamadas como la cantidad de leche removida del pecho en una mamada[20].

La capacidad materna de almacenamiento de leche

Hay grandes diferencias en la capacidad de almacenamiento de leche entre una mujer y otra. Las mujeres con mayor capacidad, de almacenamiento a menudo amamantan con intervalos mayores, mientras que las mujeres con capacidad de almacenamiento más pequeña amamantan con intervalos más pequeños. El tamaño de los pechos no siempre es un buen predictor de la capacidad de producción o almacenamiento de la leche, y todas las mujeres tienen la capacidad de producir suficiente leche al término de 24 hs. Lo que varía es la cantidad de leche que puede ser ofrecida en cada mamada[21].

---

[20] MIRASO, L. y BARGER, J., Cue Feeding: Wisdom and Science Breastfeeding ABSTRACTS, mayo de 1999, vol 18, No 4, págs. 27-28.
[21] Idem.

La capacidad estomacal del lactante

Los lactantes con estómago pequeño requerirán mamar con mayor frecuencia que los que tienen estómagos más grandes, logrando de esa forma tomar lo que necesitan a lo largo de las 24 horas[22].

El estado anímico materno

NEWTON y NEWTON descubrieron que la bajada de la leche es perjudicada por factores psicológicos tales como temor, ansiedad, fatiga y dolor. Esto puede ocurrir por inhibición hipotalámica de la secreción de ocitocina y/o por la liberación de adrenalina que anularía a nivel local el efecto de la ocitocina sobre las células mioepiteliales. El amamantamiento es un juego de confianza en el cual la madre debe poder pensar de manera positiva. Es muy difícil para una madre confiar en su capacidad de lactar si los que la rodean no confían en ella[23].

Cómo pueden favorecerse las bajadas de la leche

Primero, lo psicosocial. Rodearse de gente con buena onda para la lactancia materna. Alejarse o mantener a raya a las personas negativas con respecto a la lactancia, aunque sean miembros de la familia. Amablemente puede decirles que está bien asesorada y que eviten esos

---

[22] Idem.
[23] NEWTON, M. y NEWTON, N. R., Mother's Reactions to their Newborn Babies, J.A.M.A., 1962, págs. 181-206.

comentarios. Los grupos de apoyo a la lactancia materna son de inestimable ayuda.

Segundo, lo físico. Conozca los recursos que tradicionalmente dan buenos resultados para tener buenas bajadas de la leche: dé el pecho en un lugar tranquilo, con la espalda bien apoyada y con una almohada entre su falda y el bebé. Ponga música suave y rítmica (la que más le gusta) y cuando comienza a amamantar respire profundamente y espire lentamente a presión con los labios semi-cerrados por 7 veces. Esto de las 7 respiraciones y espiraciones se puede repetir cada 1 o 2 minutos de la mamada. Relaja y favorece de veras la bajada de la leche. Otro recurso físico complementario de las respiraciones-espiraciones son los masajes en la espalda en todo el área del músculo trapecio (entre los omóplatos y subiendo hacia los hombros y la nuca varias veces). Es importante tener en cuenta que la mamá no debe inclinarse hacia el bebé para amamantado sino que debe atraer el bebé hacia su pecho cuando él abre ampliamente la boca buscando el pecho.

APÉNDICES

Apéndice A

Algunas recetas sencillas de cereal con legumbres

Receta N° 1		
Ingredientes	Medidas caseras	Peso aproximado
Avena arrollada	Dos cucharadas de sopa bien colmadas	30 gramos
Harina de legumbres (de garbanzos, porotos, lentejas o arvejas	Una cucharadita de té al ras	3 gramos
Azúcar	Una cucharadita de té colmada	5 gramos
Aceite o manteca	Media cucharadita de té	3 gramos
Mezclar la avena, el azúcar y la harina de legumbres con un poco de agua hasta lograr una pasta. Añadir el resto de agua (una taza) y llevar a punto de ebullición. Agregar el aceite o la manteca y hervir a fuego moderado revolviendo durante unos 4 o 5 minutos. Servir en plato térmico.		

Receta N° 2		
Ingredientes	Medidas caseras	Peso aproximado
Sémola	Dos cucharadas de sopa casi colmadas	40 gramos
Harina de legumbres	Una cucharada de postre al ras	5 gramos
Azúcar	Una cucharadita de té colmada	5 gramos
Aceite o manteca	Media cucharadita de té	3 gramos
Agua	Una taza	200 centímetros cúbicos
Mezclar la harina de legumbres y el azúcar con poca agua hasta hacer una pasta. Añadir el resto de agua y llevar a punto de hervor. Agregar el aceite o la manteca, y en seguida, la sémola. Hervir revolviendo durante 4 o 5 minutos. Servir en plato térmico.		

Receta N° 3		
Ingredientes	Medidas caseras	Peso aproximado
Harina de maíz	Dos cucharadas de sopa casi colmadas	40 gramos
Harina de legumbres	Una cucharadita de sopa al ras	12 gramos
Azúcar	Una cucharadita de té colmada	5 gramos
Leche en polvo entera	Una cucharada de sopa colmada	15 gramos
Aceite o manteca	Media cucharadita de té	3 gramos
Agua	Una taza	200 centímetros cúbicos
Mezclar la leche en polvo, la harina de legumbres, y el		

azucar con un poco de agua hasta lograr una pasta. Añadir el resto de agua (una taza) y llevar a punto de ebullición. Agregar el aceite o la manteca y luego echar la harina de maíz espolvoreando. Hervir revolviendo durante unos 4 o 5 minutos.
Servir en plato térmico.

Cada una de las mezclas de estas recetas tiene aproximadamente unas 180 a 200 calorías, con una proporción adecuada de proteínas.

Si el niño tiene más de ocho meses y buen apetito, pueden doblarse las cantidades indicadas. Se proporcionará así una ración de unas 350 calorías, con la misma proporción calórico-proteica.

Estas mezclas son más equilibradas y más baratas que los cereales precocidos de comercio.

Apéndice B

Direcciones útiles

Fundación para la Lactancia y la Maternidad (FUNDALAM)
Avda. Gral. Paz 898
Capital Federal
Tel. (011) 4701-7444
Email: fundalam@uolsinectis.com.ar
Dirección web: www.fundalam.com

Liga Internacional de la Leche en la Argentina
Migueletes 1762
(1646) Capital Federal
Tel. (011) 4821-3235
Email: lllargentina@iespana.es   o
monicate@ciudad.com.ar

Unidad de toxicología del Hospital de Niños de Buenos Aires
Tel. (011) 4962-6666/2247

Fármacos y Leche Materna
Dirección web: www.e-lactancia.org

Atribución de fotografías

Fotografía N. 6:
http://www.flickr.com/photos/55140050@N05/5205272344

Fotografía N. 7:
http://www.flickr.com/photos/55140050@N05/5205275958

www.ingramcontent.com/pod-product-compliance
Lightning Source LLC
Chambersburg PA
CBHW060015210326
41520CB00009B/888